儿童瑜伽，
孩子带得走的幸福力

乌兰 著

电子工业出版社
Publishing House of Electronics Industry
北京·BEIJING

前言

"乌依门第善孝情,兰心蕙质锲若金"——百善孝为先,孝是做人的立身之本;做事要有锲而不舍的精神才能成功,所以我的父母为我取名"乌兰",在蒙古语中是"红色"的意思。他们希望我能拥有一颗赤诚之心,懂得人生在世的两大学问:做人与做事。

在从事儿童瑜伽教学之前,我做过成人瑜伽教练。最早萌生创办儿童瑜伽的念头是在 2002 年 6 月。当时我正面临一个新的转型:受好友之邀合办一家儿童舞蹈培训中心。虽然有培训的经验,但我从没有接触过儿童教育,我知道孩子的培训和成人的培训存在很大的差别,孩子比成人更难指导和约束,所以内心还是有些紧张的。

为了做好准备,我特意走访了几家儿童舞蹈培训机构,实地考察他们的学习环境、硬件设施和授课方式。每次观察孩子们做练习时,我会被孩子们所做的一些高难度的动作触痛,比如横劈叉、竖劈叉、下腰、侧翻、正翻前桥等,这些动作和姿势会对他们的身体带来一定的强迫性,看着孩子们憋得通红的小脸和站在一旁、要求严格的舞蹈老师,我的内心十分纠结。

记得我最初学瑜伽时,我的瑜伽老师就一直强调只要做到自己的能力范围之内,不要勉强,要放松。我喜欢舞者舒展的肢体表达,但是不愿意看到用强迫的方式去教导孩子。我希望每一个来舞蹈中心的孩子都能快乐地享受练习的过程,没有哭泣和承受不住的疼痛。于是,我开始大量筛选老师,并且亲自做岗前培训,提出我的希望和要求，并在教室里监督孩子们练习。

　　这无形中增加了我的工作量，回到家里我经常感到身心疲惫，每天晚上都要通过做瑜伽来进行放松和缓解，于是产生了"何不让孩子也尝试一下瑜伽"的念头。瑜伽是身、心、灵的共同修炼，而孩子生来就是身、心、灵合一的，为什么不让他们从小就抓住瑜伽这把钥匙呢？这个想法像一颗发了芽的种子在我的心底种了下来。我与合作的伙伴进行了沟通，并且达成了共识，打算在舞蹈课之外增加一些适合儿童练习的瑜伽课。

　　我开始在网络上寻找关于儿童瑜伽的资料，但是国内相关的资讯和信息并不多，我只能按照自己对成人瑜伽的理解，借鉴国外成熟的经验，试着给孩子们设计一些基础课程。就在我满怀热情的时候，却遇到了最现实的问题：在当时的社会环境下，大多数家长对瑜伽的了解和认知十分有限，对于孩子能不能学瑜伽、有没有安全性更是抱有怀疑的态度。一些舞蹈培训老师也劝我"没有把握的事情还是不要轻易尝试"，但是年轻气盛的我不想轻易放弃，"一根筋"地想试试。

　　我把瑜伽和舞蹈结合起来进行试验教学。在进行舞蹈练习前，先让孩子们跟着我用儿童瑜伽的基础动作做热身，通过语言引导孩子们和我相互连接、配合，同时观察孩子的反应；舞蹈课结束后，我会和他们用肢体做各种游戏，邀请他们做小老师、做搭档，互相合作。这样的尝试很大胆，我的内心也很紧张，但却收获了意想不到的效果：孩子们都非常喜欢我的瑜伽舞蹈课，一些爱哭、爱拖拉、上课不积极的孩子都表现得很认真，这让我增强了坚持下去的信心。

　　就这样我一边学习一边改进，三个月后，开始有家长和我交流孩子的进步，说孩子特别喜欢儿童瑜伽，能不能一直办下去，并且提前预订了孩子第二年的学习计划。家长的认可和孩子们的信任让我感到欣慰，同时也感到肩上的担子变重了！我暗下决心，一定要让儿童瑜伽成为一门正规化的课程。我想要当一个好老师，想用自己的生命去影响更多的小生命，把我在瑜伽学习中的收获和能量传递给孩子们。

就在我想要扩大生源的时候，一家私立幼儿园找到了我，希望我的瑜伽课能够走进他们的教室，提升校园课程的品质，给孩子一些实质性的帮助。我很惊喜也很意外，能够让更多的孩子受益，是我内心的夙愿，可是突如其来的机会却让我有些惶恐，担心自己的经验和能力不足，难以担当重任。

我了解到这家幼儿园共有三十个班，七百多个孩子，分为幼班、小班、中班和大班，园方要求每天安排十节课。听说之前已经换了十几位瑜伽老师了，主要原因是时间紧、课程量大，孩子们上课的状态经常失控，很多老师都教不动，也不愿意教。的确，孩子的十节课相当于成人的五节课，连续教授的话，教师会非常的辛苦，并且还要面对不同年龄段的孩子，这让我感到任务的艰巨和无形的压力。但是不知道从哪里来的力量和"任性"，我就是想要去教这群孩子，于是不顾朋友的劝说，硬是把这套课程接了下来。

上课之前，我提前做好功课，在原有的培训基础上重新做了课程调整，针对不同的班级制定了几种不同的方案。我记得第一节课是在年龄最小的幼班进行的，一群幼小可爱的孩子用好奇的眼睛看着我，我顿时萌生了疼爱之心。我以孩子的口吻和他们打招呼，孩子们热情的回应打消了我的紧张，于是我很快调整好状态进入课程，用轻松愉快的音乐带领他们开始课前的热身，以模仿动物的形式引入课程，中间穿插趣味的故事和游戏。孩子年龄尚小，现场秩序很难控制。为了引领所有的孩子，我调动了自身所有的专注力，下课时已经是满身大汗。

现场观看的老师们不太理解我给孩子们上课的方式，怎么可以这样活跃？有点不像他们看到的瑜伽的形式。但课后孩子们表现得特别开心，围着我又亲又抱，不让我离开。一个学期结束以后，在学期汇报演出中，我编排了一支儿童舞韵瑜伽，舞台上孩子们的表现让园长和所有的家长都很惊喜，在掌声中，我听到了来自家长们的好评,一些不太认可我的老师也接受了我,表达了对儿童瑜伽看法的改变和对我工作的支持……

就这样,我从一个不懂教育的人,误打误撞地走上了儿童瑜伽的教育之路,并且一点一点累积到今天。这期间,曾经面临过许多的挫折和困难,包括不少家长的质疑,还有一些同行对儿童瑜伽的不理解和排斥。这些都一度成为我前进的阻力。在我举步维艰的时候,我也曾陷入过自我怀疑甚至自我否定中,可每当我想要放弃的时候,总会听见孩子稚嫩的声音在心里召唤着我:乌兰姐姐,明天见!

"乌兰姐姐""乌兰妈妈"都是孩子们对我亲切的称呼。我也因此感到满满的幸福,我知道,他们是爱我的,更需要我。正是那一张张充满期待的笑脸让我坚定了自己的坚持:儿童瑜伽不仅要做下去,而且还要成为一个更加成熟的课程体系。

我明白自己必须成为孩子的榜样,必须勇敢、如实地关照自己,这不是件容易的事,但是坦诚面对自己,看清自己的内心是很重要的。身为儿童瑜伽导师,一定要心怀大爱、肩负重任、专注梦想。我要做的就是用智慧传递正向能量,将健康和快乐的理念带给孩子,培养他们发现自我,成就幸福的能力。

通过大量的案例和课程切换学习,我把所有的精力都投入了儿童瑜伽课程的研发上。在研究的过程中,我得到了国内外许多专业人士和专家的支持和帮助。为了让儿童瑜伽的课程更加专业、完善和科学,我在儿童心理学、儿童教育学、儿童运动医学和儿童健康学等方面进行了反复的论证和实践,不断总结和优化,并且邀请到心理学方面的好友为孩子们共同研发了EQ教育课程。

我不想告诉任何人如何管理自己的人生,或如何教养自己的孩子,但我知道追踪孩子的身体、心灵、智力成长的计划,对孩子的成长十分有益并且极为重要。"为了孩子,我们必须立即行动",正是这种"刻不容缓"的使命感促使我创办了传祺儿童瑜伽学院,与数千位致力于儿童瑜伽教育的老师们一起,秉持以推动儿童的心智成长为方向，以大脑科学、心理学的研究结果为基础，以正念、乐观、同理、感恩、仁慈的练习态度，以及情绪管理为内容的理念，让更多的孩子及早接触这门有趣又有益身心的心理知识和生命智慧的课程。

正向心理学强调由内而发的满足感、丰盈美好的生命体验、全身投入发挥特长所带来的成就感。这些元素都具有一种"定与静"的特质，而这股"定静的力量"，就是我投入儿童成长教育多年后的心得，也是孩子们可以受益一生的幸福的能力。

投入非营利事业的最大回报，在于经常能碰见同样美丽动人的公益身影。正因如此，我非常乐意有机会传达儿童瑜伽这本书里的教程，传播我们的教育理念：除了学习实用的正念的练习技巧外，更希望有关心儿童青少年福祉的成年人和关心孩子成长的父母，在学习这本儿童瑜伽教程之际，能体会到"德不孤，必有邻"的真实感受。

在本书中，有我多年的儿童瑜伽课堂的实践总结，也涉及孩子生长发育中的各种身体和心理上的问题。除了有针对性地解答和分析之外，我还提供了一些可供参考的方法和练习方式。需要强调的是，任何一种问题，并不是简单的几个体式就能够解决的，而是需要根据每个孩子的实际情况，科学、系统地运用多种方式，并且持续下去。

"练习是一个需要虔诚的、持续的过程——知足、简朴、自制和净化自我。对于极为投入的练习者来说，目标近在咫尺。"就让我们与孩子们一起，共同构筑童年的美好吧！

NAMASTE

乌兰
传祺儿童瑜伽学院创始人
2019年6月

目录

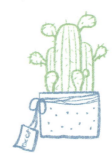

第一章 儿童瑜伽，传播爱与生命的教育

精灵宝宝成长记 012
  儿童瑜伽初体验 016

趣味瑜伽，让孩子"玩"起来 020
  儿童瑜伽阶梯指南 026
  儿童瑜伽练习要点 028

第二章 动静交替，赋予孩子生命的活力

儿童瑜伽，孩子终生的健身教练 032
  乌兰老师秘籍 让孩子爱上瑜伽的练习：亲子瑜伽 042
  乌兰老师秘籍 促进骨骼发育的练习：站立体式、力量训练类体式 050

儿童瑜伽，孩子成长的私人医师 054
  乌兰老师秘籍 提高免疫力的练习：扭转类体式、前屈类体式、后弯类体式 057
  乌兰老师秘籍 调整体态的练习：前屈类体式、扭转类体式、核心训练类体式 065
  乌兰老师秘籍 提高平衡力的练习：站姿体式、平衡类体式、核心训练类体式 075
  乌兰老师秘籍 预防脊柱问题的练习：站立脊柱伸展类体式、前屈—扭转—侧弯—后弯类体式 082

第三章 开启心门，培养孩子快乐的情绪

快乐成长，轻松减压　　　　　　　　　　　　　　　　088
乌兰老师秘籍 帮助放松和减压的练习：后弯类体式、前屈类体式、扩胸类体式　　095

保护好孩子的"安全阀"　　　　　　　　　　　　　　100
乌兰老师秘籍 提高安全感的练习：按摩与放松体式、骨盆区域的体式　　107

应对"熊孩子"有妙招　　　　　　　　　　　　　　　112
乌兰老师秘籍 调整情绪、增强耐心的练习：后弯类体式、力量训练类体式、
扭转类体式、吼叫类体式、呼吸法　　121

进入孩子的"封闭"世界　　　　　　　　　　　　　　128
乌兰老师秘籍 调整心理问题的练习：倒置类体式、刺激胸部和喉咙的体式、
平衡类体式、呼吸法、抚触训练　　135

第四章 寓教于乐，让孩子站稳在人生的起跑线上

专注的力量，让孩子有效学习的关键　　　　　　　　　144
乌兰老师秘籍 提升专注力的练习：平衡类体式、互动游戏、呼吸法　　152

打通五感，建造孩子的记忆宫殿　　　　　　　　　　　160
乌兰老师秘籍 增强记忆力的练习：平衡类体式、倒立体式　　169

奇思妙想，开拓孩子想象的空间　　　　　　　　　　　174
乌兰老师秘籍 开发想象力的练习：冥想体式等　　180

全脑开发，激发孩子的脑潜能　　　　　　　　　　　　186
乌兰老师秘籍 加强脑力的练习：呼吸法、大脑的瑜伽练习　　194

心灵能量，成就孩子幸福的能力　　　　　　　　　　　198

后记　儿童瑜伽的展望

YOGA

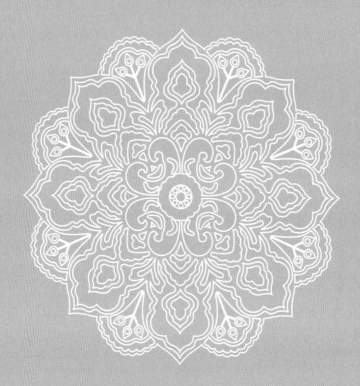

第一章

儿童瑜伽，传播爱与生命的教育

"孩子的心是一块神奇的土地，播种思想的种子，就会收获行为的果实；播种行为的种子，就会收获习惯的果实；播种习惯的种子，就会收获品德的果实；播种品德的种子，就会收获命运的果实。"现在，我们来播种一枚瑜伽的种子，然后，静待花开吧！

精灵宝宝成长记

这是一堂关于自然、生命与成长的儿童瑜伽启蒙课。让我们先静下心来,进入一个充满童话色彩的故事吧!

在一片远古的深山老林里,群山环绕、草木丛生。远离尘嚣,大自然中的万物都充满着灵气。在山林的最深处,隐居着一位修行的女神,每天清晨,收集每一缕阳光温暖的气息,每天夜晚,吸取每一丝月光如水的精华,日复一日,潜心修炼。时光荏苒、岁月变迁,女神的容颜却依然美丽如初,体态也依旧年轻、健康……

又是一年的初春,当冰雪融化、大地复苏,女神的心也被春风吹动了,看着身边各种苏醒的生命迹象,她忽然萌生了想拥有一个小生命的念头。于是她在山脚埋下了一粒花种,双手捧水面向太阳,心里默默地祈祷着:请赐给我一个孩子吧……

阳光普照、雨露滋润,在女神细心地呵护下,小种子破土而出,生出了嫩芽,慢慢舒枝展叶,长成了一棵枝繁叶茂的花树。可是,整棵花枝只结了一个白色的花蕾。女神有些小小的失望,但她并没有离开,还是继续为它浇灌,修剪多余的枝叶。

花蕾越长越大,散发出淡淡的清香,终于绽放了!呀!花蕊中心竟然蜷伏着一个沉睡的精灵宝宝!女神不禁惊喜万分!可是因为没有经过母体的孕育,这个宝宝是那么瘦小,四肢全然无力,一副弱不禁风的样子。女神心疼地把宝宝抱了起来,轻柔地抚摸着他的身体,精灵宝宝苏醒了,他握紧小手,打了一个大大的呵欠,然后睁开了双眼,看到了女神,还有些紧张和不安。"别怕!

妈妈给你哼一首歌吧！"女神微笑着哼了一首儿歌，继续温柔地抚摸他，宝宝感受到了妈妈温暖的爱意，慢慢地平静下来，好奇地张望着这个世界。

女神让宝宝躺下来，轻轻地握住了他的小脚，帮他玩起了"空中踏步"的游戏。"一二一，一二一，小娃娃，出门去……"宝宝张大了嘴，开心地笑着，感觉十分有趣。时间一天天过去，宝宝在妈妈的陪伴下学会了很多有趣的身体游戏："滚雪球""小鸟飞飞""欢乐摇摆""爱的抱抱"……每一天都过得快乐极了！可不？只要和妈妈在一起，做什么都是开心的！

慢慢地，宝宝的四肢变得有力了，肌肉也变结实了，他可以离开妈妈四处去看看，可他还不会走路，只能像只小花猫一样在地上爬来爬去，终于有一天，宝宝的腿有力地站起来了。他张开双臂，跌跌撞撞地走着，最后跑到妈妈前面，扑倒在妈妈的怀里，紧紧地抱住了妈妈："妈妈，我爱你！"。

小精灵很快长大了，变得越来越健壮、也越来越淘气了。小家伙每天都有新的发现，还会有许多稀奇古怪的想法。除了经常和妈妈玩游戏，山林里的每一棵植物、每一只小动物，都成了他模仿的对象。他仔细观察它们的形状和动态，然后和妈妈玩起了"猜猜猜"的游戏。"妈妈，你猜猜这是什么？"他一会儿趴在地上摆出毛毛虫的造型，一会儿又坐立起来变成一只飞舞的蝴蝶；一会儿蹲在河边像一只可爱的小鸭子，一会儿又一蹦一跳变成一只大青蛙……趁妈妈一个不注意，小精灵"嗷呜"一声跳到妈妈面前，一副张牙舞爪的样子，活像一只小狼！转眼间又飞快地躲在一棵树后，变身一只精灵古怪的小猴……妈妈忍不住笑着说：你这只小猴子，一天"七十二变"呢！

天黑了，小精灵飞上山头，站成月亮式，和天空的明月一起，陪伴着妈妈修炼身心；清晨，小精灵和妈妈一起醒来，抬起双手，用太阳式迎接第一缕阳光；随着朝阳的升起，小精灵站成树的姿势，茁壮挺拔，像一棵高耸入云的参天大树……

看着小精灵从出生时的弱不禁风，到成长中的日益强大，每一步都像在经历不一样的蜕变和重生，妈妈欣慰地笑了。

故事到这里就结束了，可是关于成长的话题还远远没有结束。可以说，这个小精灵成长的过程就是一场奇妙的儿童瑜伽之旅。从一粒种子开始，小精灵就已经进入了一种瑜伽的状态，就像大自然中的动物和植物一样，我们的生命同样也需要阳光、雨水、空气和自然的生态环境。

抚触，是小精灵启蒙的第一步，和妈妈的互动是对身体知觉的唤醒和训练，而小精灵模仿自然生物的过程，就是他探索这个世界的一种方式。从太阳到星星、从大树到花朵、从狮虎到昆虫，每个生命都是自然中的一部分，都有它们成长的规律和生存的法则，小精灵用他的智慧领悟到了生物的呼吸法、平衡术和力量之源，也就自然而然地实现了由弱到强的蜕变。

所以，我们说生命的开始就是瑜伽的开始，儿童瑜伽就是上天赐给孩子最好的礼物，它让成长变得自然而然，又充满了智慧和能量……那么就让我们带领孩子，一起走进儿童瑜伽的世界吧！

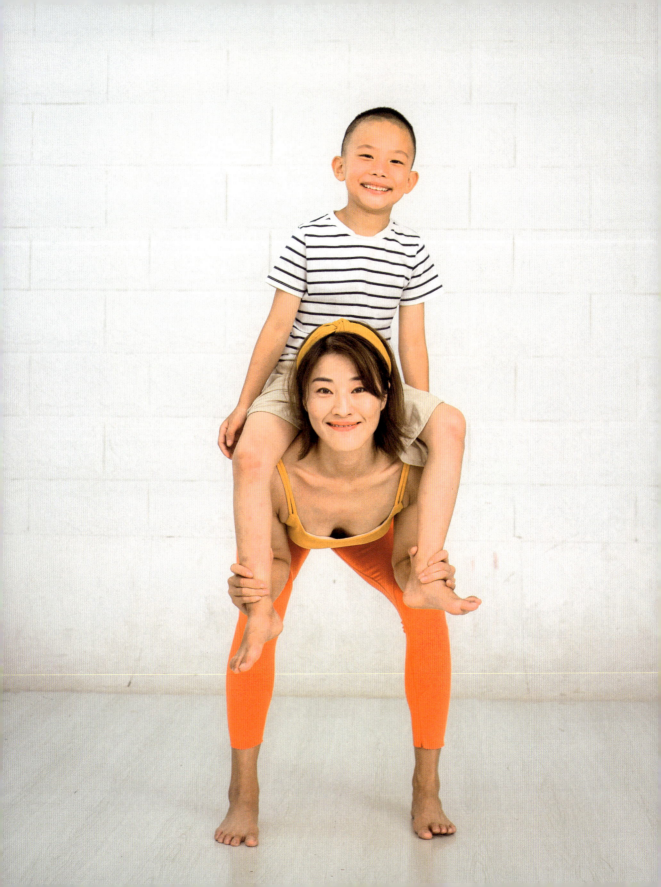

★ 儿童瑜伽初体验 ★

妈妈、宝宝学瑜伽——"小鸟飞飞"

【我是一只初生的小鸟,看着蓝蓝的天空,想要展开翅膀、飞向远方;可我还没有长出羽毛,还没有力气去飞行,我只能慢慢地拍打、努力地练习;我知道,总有一天,我会长出大大的翅膀,飞向自由的蓝天……】

益处

学习像小鸟一样拍打翅膀,会让宝宝的身体得到伸展和放松,手臂的运动可以提高肩关节的灵活性,达到扩胸和提高肺活量的效果。

步骤

1. 妈妈轻轻抓住宝宝的手腕,把宝宝的手臂慢慢地伸过头顶;
2. 妈妈把宝宝的双臂收回身体的两侧,好像慢慢拍打翅膀的小鸟;
3. 重复以上动作3次。

注意事项

动作不能过猛;可以让宝宝靠着一个固定的物体。

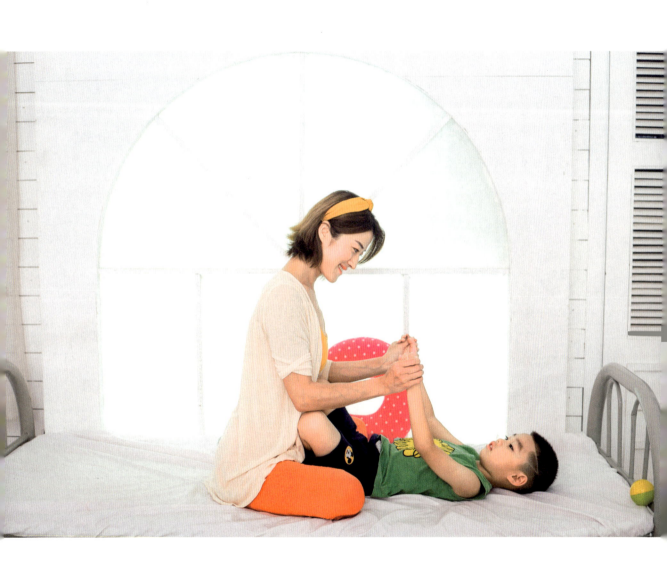

★ 儿童瑜伽初体验 ★

跟着动物学瑜伽——小猴练功

【花果山上来了一只聪明的小猴,它手搭凉棚,四处张望:哇!好大一片桃林呀!这么多的仙桃,我要寻找最大的那一个!它一蹦一跳地爬到山顶,再往远处眺望:呀!这里的风景真不错!有山、有水,还有一群练功的小毛猴!我也去练功啦!】

益处

学习小猴一样的体式,可以增强四肢的协调性,扩展胸腔,提高身体的平衡性。

步骤

1. 山式站立;
2. 将重心转移到左腿,弯曲右腿且抬高,大腿和地面平行;
3. 吸气,抬高右手向上,且弯曲手臂像猴子脸一般,眼睛看向前方;
4. 呼气,落手落腿,反方向练习。

注意事项

腹部内收且尾骨卷向内,收紧臀部,身体后侧保持在一个平面上。

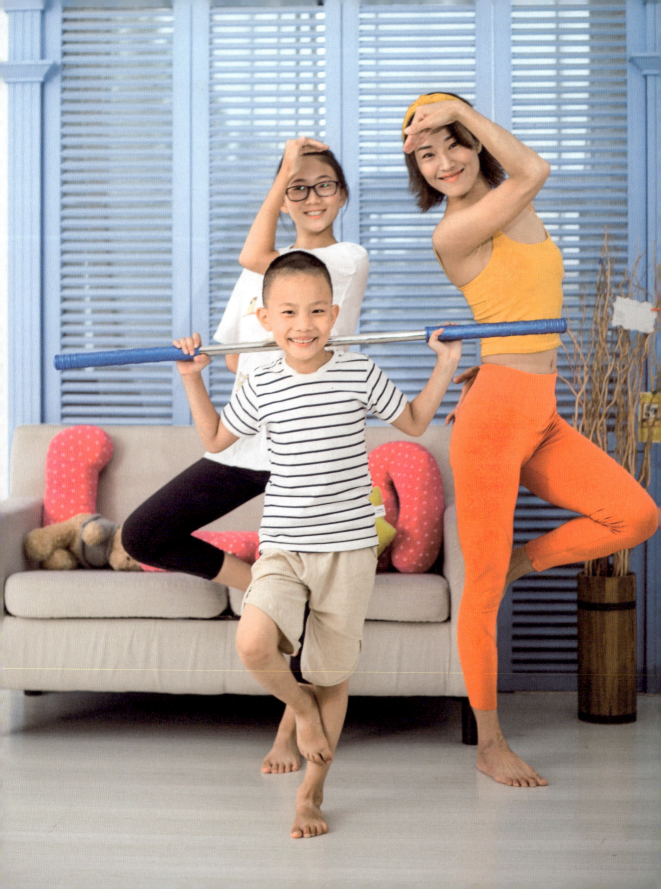

趣味瑜伽，让孩子"玩"起来

儿童学瑜伽，好处在哪里

说到儿童瑜伽，可能很多家长还不熟悉。在中国，虽然儿童教育市场的种类很多，但对于儿童瑜伽的普及还远远不够。家长们不太理解，甚至还会有一些偏见和误解。

事实上，儿童瑜伽早已在欧美风行数十年，许多国家已经陆续将瑜伽列入小学的课程体系中。而在瑜伽的发源地印度，儿童瑜伽就像我们的体育一样是必修课，已经深入到许多小学甚至幼儿园。那么，儿童学习瑜伽到底有哪些好处呢？

从出生到成长，孩子就像新生的树苗一样，脆弱、敏感，需要来自社会和家庭的保护和关爱。可是在这个社会化发展的今天，小小的孩子却过早地背负了生活和学习的各种压力，再加上饮食失调、运动量欠缺，很多孩子都被"累坏了"！由此也催生出一系列的健康问题：体弱多病、发育不良、驼背、脊柱侧弯、肥胖等。忧心的家长们四处寻找"良方"，可效果总是不尽如人意，有的家长屡次体验失败之后找到了我，在儿童瑜伽的训练和理疗帮助下，这些情况逐一得到了改善。可以说，儿童瑜伽不仅仅是一项健康的运动，还具有矫正体型、改善体质和调理身体的功效，能够帮助孩子回归身体最自然的状态。

在孩子生长发育期间，通过瑜伽体位的练习，能够训练身体的各个部位，有助于增强肌肉力量、强健骨骼发育，提高孩子身体的柔韧性、平衡力和灵活性；还能加强心肺功能和调理内分泌，提高身体免疫力，减少生病的概率。在学习的过程中，孩子能更加了解和爱惜自己的身体，身心也会得到均衡的发展。

　　一项由一百名儿童保健专家发起的调查报告指出，在学龄前儿童十大问题行为中，注意力差、容易分心被列为问题行为之首。当我们家长替孩子的未来着想时，应该注意孩子在学习方面的各种表现，比如：有没有足够的耐力和专注力？记忆力好不好？学习能力强不强？要提高这些能力，最有效的方法就是通过瑜伽控制身体来掌控孩子的思维。

　　在一些欧美国家的校园里，儿童瑜伽被当作一把钥匙来帮助注意力不集中的孩子稳定心性，以提高学习的效果。事实也证明，在瑜伽的作用下，孩子在学习方面得到了很大的提升：通过静坐和冥想，孩子们学会了释放压力和平稳情绪，变得更有耐心更细致；通过瑜伽的五感刺激，激发左右脑的潜力，促进智力的发育，使孩子得到均衡、多元的发展；对自我控制力的加强提高了孩子的专注力和记忆力，让学习变得更有效率；懂得内省及自我调整的方法，让孩子学会激发自我和对他人的尊重，人际关系也得到了改善。

　　这一切的改变都得益于儿童瑜伽的影响，因为身、心、脑是紧密相连的，心是最大的感官之王，而瑜伽就是身体与内在自我的联结者。

　　我一直相信，每个孩子都拥有一朵纯净的"心灵之花"，里面孕育着许多美好的能量，包括善良、慈悲、宽容、自信等。但是长大之后，因为外界的各种影响，这些能量之门就渐渐被关闭了。因此，我们很难了解孩子到底拥有多大的潜能、未来又能成就什么样的人生——而瑜伽就是一个能与自然精神接轨的触媒，它能够发掘出孩子与生俱来的心灵能量，引导出孩子快乐、自然的本性。所以，从小练习瑜伽的孩子，能从中收获到持续一生的天赋和技能，这也是儿童学习瑜伽的优势所在。

　　从身体到心灵再到能量层面，有什么比瑜伽更能让孩子们受益终身的呢？如果说成人瑜伽是一种练习，那么我更愿意将儿童瑜伽定义为一种教育。希望能够用这把开启身心之门的钥匙，激发孩子内心的智慧和潜能，帮助他们成就健康、充裕、快乐的人生，顺利地抵达幸福的彼岸。

学习瑜伽，儿童与成人大不同

关于儿童与成人学习瑜伽的区别，现代瑜伽泰斗艾扬格（B.K.S.Iyengar）曾经做过对比。他认为孩子的心和成人不同，成人的心思太多，永远在过去和未来之间飘荡，不会停留在当下；而孩子的心就很单纯，不会四处飘移，所以孩子的学习会比成人快得多。可是，要孩子去上成人的瑜伽课是行不通的，因为成人的课需要反复不停地讲解才能把心思拉回当下，孩子却只需要透过眼睛去学习，过多的讲解只会让孩子觉得无聊和犯困，兴趣也就没了。

我很认同大师的这些观点，在传授儿童瑜伽之前，我曾经教授过成人瑜伽，所以深有体会。成人主要跟随老师的指导来学习，而孩子就需要老师或者家长来引导，通过互动和游戏的方式来学习。会教授成人瑜伽的人不一定就能教儿童瑜伽，如果对于孩子的骨骼发育和年龄特点不够了解，采用和成人一样的教授方法，很容易对孩子造成伤害。所以我一再强调儿童瑜伽不同于成人瑜伽，我们在教学的时候也要区别对待，不可以混为一谈。

和成人瑜伽的统一体系不同，儿童瑜伽是随着孩子年龄的增长不断深入和变化的，它主要包括了婴幼按摩瑜伽(Baby Yoga、Body Massage)、学龄前幼儿瑜伽(Toddler Yoga)和学龄期儿童瑜伽(Young kids Yoga)三个不同的阶段。

> 其中，婴幼按摩瑜伽又被细分为四种练习：**从出生到 8 周的婴儿以卧姿为主，8~12 周的婴儿以坐姿为主，12~16 周的婴儿可以加强迅速移动与坠落的活动，16~36 周则可以做一些站立的练习**。由于婴儿不能自主地活动，所以这个阶段的练习属于"被动瑜伽体操"。

学龄前幼儿瑜伽针对 3~6 岁之间的孩子。这个阶段会借由音乐、图像、童话绘本等进行直觉式学习，以增强幼儿想象力的方式，介绍并进行瑜伽体位法的练习。

学龄期儿童瑜伽适合 7~12 岁的孩子，加入了静坐与冥想的练习，同时培养肌肉的耐力，强调了身体的脊椎、骨骼和肌理的架构，要求体位的正确性。

从功效上来看，成人瑜伽主要是平衡内分泌、强健神经和肌肉骨骼系统，每个动作要持续一段时间才能刺激腺体达到功效；但儿童只需要一点点的练习就能对内分泌有很大帮助，所以儿童瑜伽并不强调时间的持续性。由于孩子天生具有柔韧性和灵活性，可以轻松地完成一些对成人来说难度很大的动作，成人要学一年才有的功效，儿童可能学一季就能受益。这也是为什么我一再鼓励学习瑜伽要从小练习的原因。

与成人瑜伽相比，儿童瑜伽并没有固定的套路，它更加开放、生动、形象、易学，但是千万不要以为儿童瑜伽只是给小孩子教几个简单的体式、和他们一起玩儿那么简单。要应对孩子的多变和好奇心，需要调动身体所有的专注细胞，根据他们的动态方式来进行教学。这不但要投入更多的爱和想象力，也会更加辛苦。

在我们的课堂上，不会要求孩子在动作上完全做到位，更不会强迫他们去做高难度的体式。我非常不赞成硬压孩子，那样会带来运动上的损伤，我们只会把最基本的方法传授给孩子，让他们自己去发掘和创造，等到身体条件成熟了，自然就能做到完美了。

很多人靠外部的刺激得到快乐，而不是靠自己的内心实现快乐。与成人瑜伽的"修身"不同，儿童瑜伽更重视"养性"。通过瑜伽对身体的影响来改变内心，让孩子学会释放天性，做自己的主人，只有内心的快乐才是真正的快乐！

儿童瑜伽的趣味特点

爱玩是人的天性，人是在游戏中玩，在玩中生活成长的。对于贪玩好动的孩子来说，一本正经的上课就像是一种变相的管束，很难积极配合，即使勉强接受了，一时的新鲜过后就会感到厌烦了。孩子失去兴趣，课程自然无法坚持下去。

很多人都认为，小孩子学东西很难专心，其实孩子的专注力很强，因为他们的思想比成人简单得多。遇到新的事物，孩子可以非常专注，也可能很快失去兴趣，问题就在于新事物有没有足够的吸引力让他们专心。

孩子的语言理解力不足，无法像成年人那样听从指令做动作，因此通过趣味性的故事、游戏来学习，是孩子们最乐意接受的一种形式。儿童瑜伽整合了瑜伽、游戏、故事、音乐、绘画等多种趣味形式，其中的很多动作体式都是以动物、植物或一些孩子熟悉的事物命名的，比如小狗式、树式、飞机式、鲨鱼式等，通过生动的形象，加深孩子的理解力，并且赋予趣味性的内容，用孩子能够听懂的语言与孩子对话，用活泼的游戏方式和孩子互动，让孩子在欢乐、愉悦、平和、放松的情境下，回归本真，由内而外锻炼身心，同时训练了孩子内在的平衡、专注、想象、自我学习等方面的能力。这些就是儿童瑜伽最大的特点。

来！让我们一起来体会一下：当音乐响起，心情放松下来，闭上眼睛，跟着老师一起,进入一片森林、一个农场或者一片海洋的世界……再想象自己是一棵树、一只小动物,或者一艘停泊的帆船……这些想象让瑜伽的动作和体式变得更加形象和易于记忆,每一堂课都像在表演一场童话情景剧,孩子们也会从中获得最大的满足感,这样的感觉是不是好极了?

著名学者于光远先生曾说过:"玩是人生的根本需要之一,要玩得有文化,要研究玩的学术,要掌握玩的技术,要发展玩的艺术。"我们的儿童瑜伽就是这样一门玩的技术,更是一门玩的艺术。带上孩子来练瑜伽吧!享受开心运动的时光,给孩子一个健康有趣的童年!

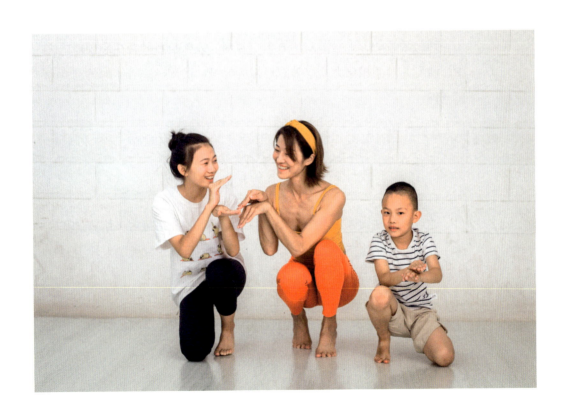

★ 儿童瑜伽阶梯指南 ★

2~3 岁幼儿

在父母的陪伴下,通过趣味的动物瑜伽体式、歌曲、故事及游戏,培养孩子对瑜伽的兴趣,打好瑜伽的基础。

4~5 岁儿童

通过独特的方式将歌曲、故事、游戏、放松技巧融合在瑜伽体式之中,激发儿童的想象力,培养有意识的呼吸,锻炼孩子身体的柔韧性和灵活性。

5~6 岁儿童

通过探索瑜伽体式、合作类的游戏、呼吸和放松练习,培养自我表达、身体觉知和社交互动的能力。让孩子在力量、柔韧性、专注力和自信心方面获得成长。

7~12 岁儿童

通过流动的体式序列、平衡体式、呼吸练习和简单的放松技巧,加强孩子身体的柔韧性和力量;同时和小伙伴一起开展双人和多人瑜伽活动,建立信任感,培养积极的沟通能力。

特殊需求:适合任何年龄儿童

通过理疗性的瑜伽课程,以温和、安全的方式,帮助身体有不同障碍的孩子,改善注意力不足、多动症、唐氏综合征、大脑性瘫痪、孤独症及具有其他发育和学习障碍的孩子的身心状况。

★ 儿童瑜伽练习要点 ★

1. 时间

早、中、晚或睡前都可以练习，但要保证空腹的状态；饭后 3 小时之内不宜练习瑜伽。

2. 地点

干净、舒适的房间，或者可以进行足够伸展的空间，避免靠近任何家具；室内空气清新、流通，可以摆上绿植或鲜花；可以播放轻柔的音乐来帮助放松；也可以选择露天自然地练习，比如花园、草地；不要在过硬的地板或过软的床上练习，也不要在大风、寒冷或有污染的空气中练习。

3. 衣着

穿着宽松柔软的衣服，保证透气和练习时身体的自由度；赤脚不要穿袜子，注意不要让脚下打滑；帽子、眼镜等配饰都要摘下来。

4. 道具

最好使用专业的瑜伽垫,当地面太硬时可以发挥缓冲作用,帮助练习者保持平衡,也可以用地毯或对折的毛毯代替;初学者还可以使用一些辅助的道具,比如瑜伽球、瑜伽绳等。

5. 沐浴

练习瑜伽的前后20分钟内都不要沐浴,因为沐浴后血液循环会加快,筋肉变软,不但容易使身体受伤,还会引起血压升高,加重心脏的负担;长时间的太阳浴后也不要练习瑜伽。

6. 饮食

可以在练习前1小时左右,进食少量流食或饮料,比如牛奶、酸奶、果汁等;练习结束1小时后进食最好,进食要适量,不要太饱,以天然食品为主,避免油腻、辛辣。

YOGA

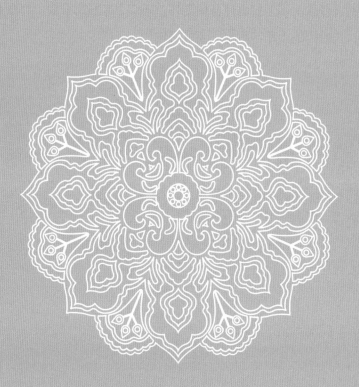

第二章

动静交替，赋予孩子生命的活力

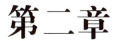

生命因运动而美丽，也因运动而生辉。"生命的质量在于运动的质量"——这是儿童早期发展的第一黄金定律。正是不断的有效的运动，创造了孩子的"精、气、神"，也赋予了孩子生命的活力。

柏拉图曾说过：上帝给了人类两种手段——教育与运动，一为灵魂，一为身体，二者缺一不可，一个人才能达至完美。儿童瑜伽正是将这两者紧密地结合在一起，为孩子开启通往未来的大门。

儿童瑜伽，孩子终生的健身教练

【焦点】

乐乐生下来就非常活泼好动，一次在游乐场玩耍的时候，不小心磕破了额头，可把爸爸妈妈吓坏了，担心他再出现什么闪失，就让爷爷奶奶寸步不离地看护他。可乐乐太淘气，老人根本管不住他，踢球怕他受伤、跑跳怕他累着、登高爬低又怕他摔着，老人干脆就让他待在家里玩了。妈妈说："这样也好，家里安全，省得担心。"起初，乐乐很不开心，大哭大闹，奶奶实在没办法，就拿电视节目来哄他，乐乐迷上了动画片，也就天天窝在家里，不爱出门了。

上幼儿园以后，新的环境让乐乐很不适应，总是三天两头生病。在家里待久了，乐乐变得不爱运动，也很少和其他小朋友一起去参加户外活动。每次幼儿园开运动会、做体能测试，乐乐的表现总是很差。老师提醒妈妈要让孩子多加强运动，可妈妈觉得孩子还小没有发育好，担心运动会受伤，认为"只要营养跟上了，身体自然就好了"。

在各种营养补充下，乐乐长得又高又胖，上小学的时候在班级里是最"壮"的那一个。可是期末体能测试单下来，总分100分的测试结果，乐乐只得了10分，速度、耐力、灵敏度、协调性等多项体能素质都没有达标，在全班倒数第一，体重也是严重超标，视力检查为中度近视。妈妈这才意识到问题的严重性，可孩子已经对运动完全没有兴趣了，这可怎么办呢？

【儿童体能七要素】

1. 平衡力——是所有运动能力中最基本的能力,孩子必须能够在站立和移动时,维持身体的平衡。

2. 柔韧性——是指关节活动范围的大小,与附着在关节周围的韧带和肌肉的伸展性。

3. 协调性——指身体各部位的动作表现灵巧、熟练且有节奏,包括身体的控制、手眼协调和足眼协调。

4. 灵敏性——是孩子在运动时,快速移动身体活动的能力。

5. 速度——与肌力及灵敏性有关系,当灵敏性到达一定的程度之后,速度才会开始加快。

6. 肌力——指肌肉所产生的最大的力量。

7. 爆发力——是肌肉在瞬间收缩时所产生的力量,是跑、跳、投、掷等基本运动动作的主要动力与能量的来源。

【乌兰解析】

孩子的体能差,最根本的原因就是缺少锻炼。孩子对运动没兴趣,是由于父母的过度保护造成的,"温室里的花朵"怎么能经历风雨呢?想要提高孩子的体能,就要让孩子爱上运动。同时,要避免运动带来的伤害,就要选择科学的、适合的运动方式。

孩子的运动体能不达标怎么办

我相信，没有父母不关心孩子的健康的，可是怎样提高孩子的健康指数，却是很多父母的盲区。他们往往都只关注孩子"生不生病""长不长个儿""营养够不够"的问题，却忽视了孩子的体能问题。

有调查指出，在中国，10个孩子中有7个孩子的体能是不达标的，虽然这不是绝对的数据，却暴露了儿童体能缺失问题的普遍性。"好日子却养出了弱孩子"，这种现象不能不让人担忧。要知道，"运动体能"不仅反映了孩子的运动能力，也关系到孩子的身心健康，还是影响孩子综合能力的重要因素。我想说，孩子的体能发展，要远比我们家长想象中的更重要！

是什么影响了孩子的运动能力呢？是基因吗？没错，先天的基因很重要，但基因不是唯一的决定因素，孩子的成长环境和家庭教育才是主要原因。

随着城市环境不断地改建和拓展，属于孩子的运动空间却越来越小了。花样繁多的电视节目、游戏动画、娱乐设备将孩子们从户外圈到了室内，再加上户外活动的各种不安全因素，越来越多的父母宁愿把孩子放在家里，也不敢放手让他们在外界环境中自由活动。即便是带着孩子出游，也基本都选择驾车外出，孩子走、跑、跳的机会大大减少了。

还有不少家长由于自身工作和生活的压力较大，认为在优胜劣汰的竞争环境下，孩子的智力发展更重要，没必要也没时间专门去培养孩子的体能发展。家长对孩子的文化课很重视，课外的培养也更倾向于绘画、音乐或益智类的技能，认为体育运动都是在"玩"，浪费时间。

这种重智力忽视运动能力的做法，我认为是非常不可取的。想一想，我们有没有经常念叨没有精力做某件事、没有精力去玩？可什么是精力呢？就是"精神+体力"。人生之所以精彩，是因为我们可以不断去挑战和探索、不断地提升自己，到达自己想要的目标。但这一切的前提是要有强健的体魄去支撑。所以决定人生高度的，不是智力而是体力。我们绝不能让体力成为孩子成长道路上的阻碍。

澳大利亚早期教育研究专家简·威廉姆斯博士曾说过："对于孩子来说，越动越聪明。"儿童的体能运动对大脑的益处是不容忽视的。这是因为孩子刚出生时，大脑中就有数十亿个神经元，但它们之间并没有联系，只有通过各种运动才能加强神经元之间的连接。而孩子智力的发展，主要就是通过神经系统的影响来实现的。

我们都知道，人类是在不断地自然运动中进化的，因此我们大脑的运动区非常发达，功能也很强大。运动区位于大脑的中央，也是人类产生梦想、制订计划和发挥创造力的区域。如果缺乏运动，大脑就会逐渐退化，我们的创造力也就随之减弱了。

为什么体能差的孩子很容易生病？其实这和营养没有直接关系。孩子运动不足，面对高强度的学习，就会感到疲惫、体力不支、抵抗力不足，导致体质下降。体质差不但影响身体，也没有精力去学习知识，体验丰富的课余生活，未来的综合发展必然会受到限制。

有没有发现爱运动的孩子，性格更开朗、活泼、乐观？经常运动的孩子，要比不爱运动的孩子更勇敢、更能吃苦？这些其实都是运动带给孩子的积极影响。当孩子投入一项运动的时候，心情舒畅、精神振奋，心胸被自然地打开。所有的运动都是需要付出努力、克服各种困难去完成的，这也是很好的意志锻炼。

很多父母不惜为了孩子做各种教育投资、旅游投资，其实最重要的莫过于投资健康与情感。而运动，就是成本最低、收益最高的健康投资，也是父母与孩子之间最基本、最简单、最有趣的情感交流方式。

附：儿童体能测试标准

项目一：坐位体前屈

1. 测试要求：双腿伸直，脚跟并拢，脚尖自然分开，双臂并拢平伸，上体前屈，双手中指指尖推动游标平滑移动，直到不能移动为止。膝盖不能弯曲，要做准备活动，以防肌肉拉伤。

2. 测试目的：躯干和下肢的柔韧性。

3. 标准值

女孩达到优秀的标准值：4 岁 >15.9cm；5 岁 >16.6cm；6 岁 >16.7cm

男孩达到优秀的标准值：4 岁 >14.9cm；5 岁 >14.4cm；6 岁 >14.4cm

项目二：立定跳远

1. 测试要求：站立在起跳线后，然后摆动双臂，双脚蹬地尽量向前跳，起跳时，不能有垫跳动作。

2. 测试目的：下肢的爆发力和身体协调能力。

3. 标准值

女孩达到优秀的标准值：4 岁 >89cm；5 岁 >102cm；6 岁 >116cm

男孩达到优秀的标准值：4 岁 >95cm；5 岁 >110cm；6 岁 >127cm

项目三：网球掷远

1. 测试要求：两脚前后分开，站在投掷线后约一步距离，单手持球举过头顶，尽力向前掷出。球出手时，后脚可以向前迈出一步，但不能踩在或越过投掷线。

2. 测试目的：反映幼儿上肢腰腹肌肉力量。

3. 标准值

女孩达到优秀的标准值：4 岁 >5.0m；5 岁 >8.5m；6 岁 >9.0m

男孩达到优秀的标准值：4 岁 >6.0m；5 岁 >9.0m；6 岁 >12.0m

项目四：双脚连续跳

1. 测试要求：双脚同时起跳，双脚一次或两次跳过一块软方包，连续跳过 10 块软方包。双脚并齐，从软方包上跳过。

2. 测试目的：协调性和下肢肌肉力量。

3. 标准值

女孩达到优秀的标准值：4 岁 <5.9 秒；5 岁 <5.2 秒；6 岁 <4.6 秒

男孩达到优秀的标准值：4 岁 <5.6 秒；5 岁 <5.1 秒；6 岁 <4.4 秒

项目五：10 米往返跑

1. 测试要求：跑到折返线，用手触摸物体后，转身跑到目标线，要全速跑，接近终点时不要减速。

2. 测试目的：身体的灵敏度。

3. 标准值

女孩达到优秀的标准值：4 岁 <7.2 秒；5 岁 <6.7 秒；6 岁 <6.1 秒

男孩达到优秀的标准值：4 岁 <6.9 秒；5 岁 <6.4 秒；6 岁 <5.8 秒

项目六：走平衡木

1. 测试要求：站在平台上，面向平衡木，双臂侧平举，中途不能落地，要有人员进行保护。

2. 测试目的：平衡能力。

3. 标准值

女孩达到优秀的标准值：4 岁 <5.3 秒；5 岁 <4.1 秒；6 岁 <3.0 秒

男孩达到优秀的标准值：4 岁 <4.9 秒；5 岁 <3.7 秒；6 岁 <2.7 秒

怎样让孩子爱上运动

孩子爱不爱运动，很大程度上和父母有关。父母如果不爱运动，孩子多半也很少能主动去运动。所以，要想帮助孩子打牢运动这个"地基"，最重要的就是父母的陪伴和强有力的支持。

俗话说"三翻六坐七滚八爬周会走"，指的是孩子在不同月份的运动能力，也是孩子最初的运动体能的表现。有的孩子天生就有很强的运动能力，比如很早就能翻身、爬行，走路也比同龄的孩子学得快、走得稳。但是如果父母不加以引导和培养，随着年龄的增长，这种能力就会逐渐退化、越变越差，孩子对于运动的兴趣和热情也就降低了。

如何让孩子爱上运动并且坚持下去？相信这令不少父母头疼过。我的建议是：一定要多带孩子去户外走走，不要长期待在家里，比如带孩子去观看一场运动比赛或者体验一节运动课,感受现场的气氛,孩子很可能因为这一次观看或体验,对某项运动产生了兴趣。

当孩子有了跃跃欲试或者想要运动的苗头时,一定要趁热打铁,否则孩子"三分钟的热度"过去了很可能就没有行动力了。有些孩子天生内向,并且害怕挫折,一旦感觉运动比他们想象的要困难,就很容易放弃。其实如果孩子能坚持一段时间,感受到其中的乐趣,就会发现运动并没有那么难,他也许就会爱上这项运动,并且坚持下去,所以前期的选择是很重要的。

在选择一个运动项目之前,我们先要看看孩子的个性和技能水平适不适合这个运动;另外,也要看看教练是不是有经验、有耐心。一个好的教练,不但拥有专业的技术,更懂得怎样调动孩子的行动力。

当孩子坚持一段时间后,发现自己确实不喜欢某项运动,我们也不要过分勉强。要给孩子更多的耐心,也许多体验几次,孩子就能找到自己喜欢和擅长的运动了。即使有些运动不适合你的孩子,没有关系,也可以把这段学习经历当作一次人生的体验。

对于一些年龄偏小或者天生内向的孩子,父母不妨选择一些可以陪伴和参与的运动,跟着孩子一起学,因为运动不仅是锻炼身体的一个过程,也是一个非常重要的情感经历。亲子运动很容易消除孩子的运动屏障,让他们感觉像和父母玩游戏一样轻松。要知道,父母的一举一动都是最容易被孩子效仿的,父母带头做榜样,要比在一旁"指手划脚"更有说服力。

市面上有很多课程都是单向的,只让孩子自己操作,儿童瑜伽则是双向的、可以互动的运动,非常适合父母和孩子一起来学习。不少父母带着孩子来做体验,第一节课下来就兴奋不已,说孩子觉得有趣,愿意往下学。

来学习瑜伽的孩子们性格各异,有的很内向,有的太活泼,还有的特别胆小。大多数孩子的自控力较差,如果课程吸引力不够,现场就会很难控制。在开课的前期,我会让父母参与进来,陪伴和引导孩子,还会在亲子互动中加入一些游戏的环节,考验父母和孩子之间的默契度。

不要让孩子把瑜伽当作一种学习的负担,不妨把它当作是一种有益身心的游戏,让孩子觉得运动是开心的,也是很轻松就能完成的。当孩子有了进步或者表现得十分认真,我会给予一些小小的奖励,父母在一旁也要及时地加以表扬和鼓励,哪怕只是进步了一点点,也要让他们感觉到自己的成功。孩子得到了认可,就能更有信心和动力,去积极主动地参与运动。

这样的亲子练习回到家里也可以和孩子一起复习,每天坚持一小会儿,我们会发现:把运动变成一种好习惯并且爱上运动,其实并不那么难!

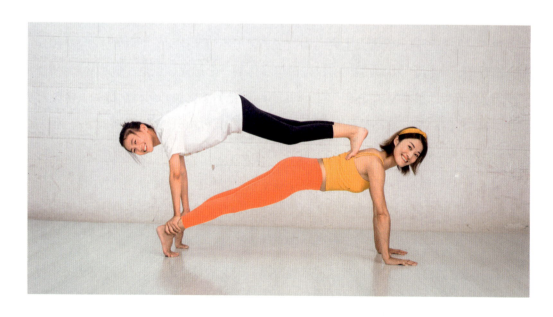

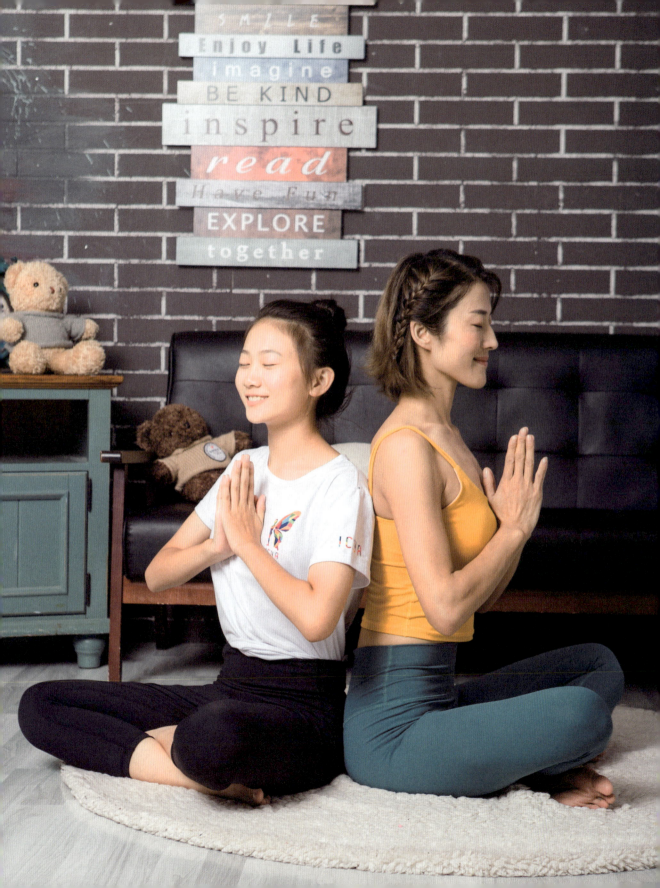

★乌兰老师秘籍★
让孩子爱上瑜伽的练习:亲子瑜伽

相关练习: 空中飞人、蜘蛛上墙、划船式、小推车式、飞机式等。

解析: 亲子瑜伽非常适合成人与儿童一起互动,它能让父母挖掘自己和孩子的潜在能力,促进亲子之间感情的交流。这种练习更像是一种趣味游戏,整个过程能给孩子和父母都带来乐趣,孩子也更容易爱上瑜伽。

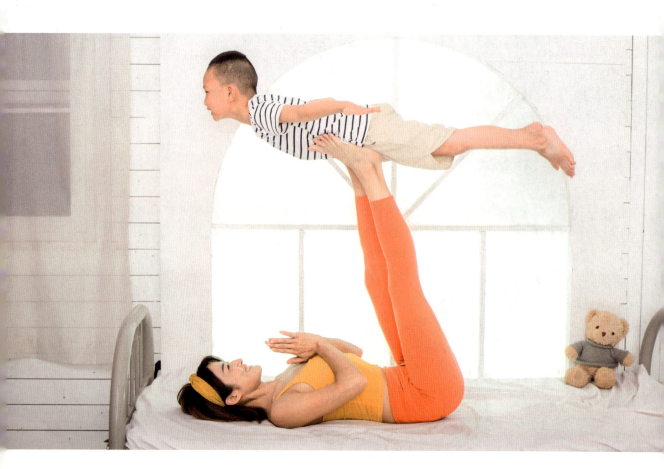

体式训练——飞机式

【小飞机就要起飞了!像大鹏展翅一般,迎着朝阳,意气风发。一路飞过丛林、越过大海、穿过云霄,带着梦想翱翔万里……看!有妈妈的帮助,小飞机的姿势多么完美!】

益处

孩子:飞机式可以训练儿童前庭器官的平衡感、空间感,塑造勇敢自信的品质。

父母:缓解腰背疼痛,增强核心力量。亲子间的练习可以促进孩子与父母心有灵犀的连接感、幸福感以及安全感的建立。

步骤

1. 成人与孩子面对面,成人仰卧在垫面上,弯曲双膝,孩子站在成人膝盖前方的垫子上;
2. 成人与孩子的双手相握,双脚掌均匀用力地抵在孩子的髋腹部两侧;
3. 成人慢慢地向上抬起双脚和双臂,将孩子的身体抬离地面;成人的双腿垂直于地面,双臂支撑着孩子的手臂,并与肩膀垂直;
4. 成人提醒孩子抬头、眼睛向前看,双腿并拢伸直、胸部向上;
5. 还原时,成人屈膝向下将孩子送回地面;
6. 拥抱宝贝,抚摸孩子背部,鼓励。

注意事项

1. 可将辅具瑜伽毯垫在成人尾骨下侧,保证双腿伸直垂直地面 90 度,可使孩子的平衡与稳定。
2. 过于敏感的孩子,可将瑜伽毯环绕孩子髋腹部位置,成人脚掌均匀受力上推,避免脚趾紧张抓孩子的腹部,造成疼痛感。

体能与技能，哪个对孩子更重要

在我认识的家长里面，有很多重视孩子体能培养的。但是细聊下去，发现有一些家长是抱着"技多不压身"的想法，而不是考虑孩子"适合什么样的运动"。比如他们会给孩子报上一堆热门的体育训练班：篮球、羽毛球、足球、滑冰、击剑等，理由是：学得多会得多，总有一项能达标吧？将来说不定还能成为"体育特长生"。

这种有培养孩子运动的意识是好的，但我不赞同把运动仅仅当作孩子的竞技任务，更不鼓励孩子接受过多的运动项目。这只会让运动更像做"苦力"，也会让孩子过于忙碌，难以爱上任何一项运动。

我想说，不管是什么运动，首先要能让孩子感到快乐，还要符合孩子生长发育的特点。你知道吗？在一些传统的运动当中，会有一些我们意想不到的、影响孩子成长的风险，如果选择不适合的或者不符合生理年龄的运动，极有可能会伤害到孩子的身体。

比如，一些力量型的运动，非常容易对孩子的软骨组织造成损伤，阻碍骨骼的健康发育；还有一些专项运动，要求孩子长时间地重复同一类动作，也就是我们常说的"打球要有球技、游泳要有游技"，这就等于把体能提高到了技能的标准上了。

我的建议是，对于正在发育中的孩子来说，应当以体能训练为主，不要太看重技能，运动的形式也应该是多样化而不是专业化的。因为孩子整体的神经系统还未完善，过早地进行太专业的运动，会造成肌肉的不平衡，对孩子的生长发育是非常不利的。

举例来说，孩子学习篮球，可以有助于肌肉和骨骼的拉伸，对长高、减重都起到很大的作用。但是如果为了"炫技"或者"打比赛",不断增加孩子的训练强度和时长,孩子的身体负荷过大,那些长期使用的肌肉组织很可能会因为过度使用而形成难以恢复的伤病。

过量的运动还很容易毁掉孩子对于运动的热情。由于孩子的认知能力有限,往往会将这些训练当作必须完成的任务,在进行长期高强度的练习之后,很可能会对这些运动产生排斥心理,难以坚持下去。所以不管孩子学习什么样的运动,都不要"用力过猛",能否掌握特殊的运动技能并不重要,重要的是孩子有机会享受运动带来的乐趣,并且愿意主动参与。

那么,我们的孩子最需要什么样的体能运动呢? 我认为应该"以孩子的健康需求为中心",运动有基础和专业之分,学习运动的目的其实就是所谓的"收放自如"。当然,这对于孩子有难度的,所以我们不妨把孩子的运动发展看作是培养一种"运动智能"。他们最需要掌握的是基础的"身体动作",通过适合的运动,达到对身体各个部位的控制,进而提高运动技巧和整体的协调性。

什么样的运动最合适孩子?从健康角度出发,孩子身体的全面均衡发育是运动的前提,我会推荐一些强度较低并且有韵律的有氧运动,如瑜伽、步行、慢跑、骑自行车等,这类运动通常对技能的要求不高,但可以增强孩子的心肺功能和大脑供氧,也利于坚持。我不鼓励孩子练习太过力量型的运动,选择一些可以提高身体柔韧性的伸展运动和牵拉运动是很好的,比如瑜伽、健身体操、舞蹈等。这类运动虽然有一定的技能要求,但对孩子没有特别的强制性。

我在给儿童瑜伽老师上培训课的时候,就一再强调,不必过于强求孩子动作的完成度和准确性,体位并不是最重要的,也没有所谓的"标准"。因为瑜伽不是一门竞技运动,也不是高难度体式的"较量",不论动作是否到位都能得到锻炼的效果。就像花朵的开放过程,有蓓蕾、初放、绽放和怒放,每个瞬间、每个阶段都是美的。

瑜伽的世界没有别人，只有自己。——今天的自己与昨天的自己是否有所不同？收获了什么？这才是最重要的。所以，量力而行，尽自己最大的努力，就是完美的。

附：适合不同年龄段的运动方式

1~3 岁幼儿期

要选择提高孩子运动协调能力的活动，例如爬行、攀登、跑、跳，都是很好的运动形式。可以结合一些有趣的游戏进行。

乌兰老师的提醒：

这一时期的孩子缺乏安全意识和自我保护能力，因此尽量选择一些简单的运动。

4~5 幼儿期

适宜进行室外活动，接受日光浴、空气浴、做体操、跑步、打球等，较大的孩子可以多做一些弹跳为主的运动，特别是摸高、跳绳和引体向上等运动对身高的增长都有益，同时儿童瑜伽、健身操、球类运动等都是很好的运动项目。

乌兰老师的提醒：

让孩子顺应自己的天性，选择他们所偏好的体育项目，这也是培养他们喜欢体育运动的一个好方法。

6~7 岁儿童期

适宜参加一些低强度的有氧运动，比如儿童瑜伽、骑自行车、游泳、滑冰等。

乌兰老师的提醒：

在这个年龄段的生长和机能的发育都相对缓慢，尤其是心血管系统机能的发育比运动系统的发育还要迟缓，因此要避免强度过大或难度过高的运动。

8~12 岁少儿期

这个年龄段的孩子，在力量、速度、耐力以及灵敏性等方面都具备了一定的基础。此时，可以定向培养孩子的运动能力，比如篮球、羽毛球、网球等体育项目；也可以通过儿童瑜伽的体式和呼吸练习来强健骨骼发育、加强肌肉的力量和身体的协调性。

乌兰老师的提醒：

此时正是孩子身体成长速度较快的时期，骨骼还相对脆弱，父母应给予适当的监督，尽量不让孩子参加有对抗性的剧烈项目，同时还要避免运动过度，以免受伤，影响正常的生理发育。

附：提高孩子运动体能的要点

1. 饮食均衡、多元化，不挑食、不偏食；

2. 养成早睡早起的作息习惯，保证充足的睡眠；

3. 减少不良的生活习惯，比如长时间玩电子游戏、看电视等，多参与户外活动，接触大自然；

4. 运动要讲究劳逸结合、循序渐进，不能一味追求高强度的运动；

5. 选择适合孩子身体发育特点的运动，特别是有氧运动，例如儿童瑜伽、游泳、爬山、跑步等。

怎样预防运动带来的伤害

2016年,美国斯坦福儿童健康中心(Stanford Children's Health)曾发布了一份关于儿童与青少年运动损伤的统计报告:在美国,每年有超过3000万的儿童和青少年参加各类体育活动,其中因为运动损伤入住治疗的人数超过了350万。

作为父母,对于儿童运动受伤要有一个正确的认识,不能因为害怕孩子受伤,就过度保护、不让孩子参加运动,也不能只鼓励孩子运动而忽视了安全性。

一般来说,儿童因运动受伤的概率最大的部位集中在脚踝、头部和手腕,其次是膝盖和面部。最常见的伤情是韧带损伤、肌肉拉伤、关节损伤、生长板损伤等,严重的还有骨折和脑震荡。面对这么多的运动风险,怎样做才能预防运动带来的伤害呢?我的总结是,至少有一半以上的运动损伤都是可以避免的。

对孩子来说,无论参与什么运动,都不要超出身体可以承受的运动强度。因为体育运动的能量都是向外释放的,属于消耗类的运动,运动过量的话就会加重心脏的负荷。对于参加比赛的孩子来说,正确使用一些技巧来避免运动伤害是非常有必要的。另外,在运动之前增加一些肌肉的训练,也可以在一定程度上预防受伤的发生。

孩子在运动的时候,一旦身体突然出现任何不适或者感到疼痛,就应该立刻停止运动,尽快就医检查,防止疲劳过度或伤痛加重,对孩子造成不可挽回的伤害。

从我开始传授儿童瑜伽以来,总会听到家长们关于安全的疑问:孩子练习瑜伽安全吗?会不会容易受伤?事实上,儿童瑜伽是一种区别于其他运动形式的运动,它既没有体力的要求,也没有年龄上的限制,从儿童到老人,任何年龄段的人都可以加入练习。当然,不同年龄段的学习方式和重点会有所不同。

在我的理疗课堂上，曾经接收过一些受到过运动损伤的孩子，我很清楚怎样通过瑜伽去帮助他们缓解运动造成的伤痛；另外，对于一些经常参加各种运动的孩子，我也会设计一些辅助训练，帮助他们预防和减少运动的伤害。

怎样通过瑜伽来预防运动的伤害呢？首先，我会对孩子的身体做一个全方位的评测，看看他的平衡感如何？柔韧性强不强？有没有功能性障碍？然后，针对孩子的体质和自身的状况，制定出一个适合他的训练方案。这个练习和其他的运动是没有任何冲突的，我们完全可以把它作为交叉练习方式纳入孩子的运动计划当中。

比如，儿童瑜伽里的体位法是建立在正位的基础上，每个体式都关注骨骼和肌肉的正位，并且遵循身体的运动特点，可以避免骨骼的错位。一些拉伸的练习，也可以增加韧带、关节和肌肉的运动效能，减少肌肉组织的拉伤。孩子增加了臂力、腰力和耐力，再进行其他体育运动会感觉更加轻松。所以，我建议孩子在进行其他运动之前，不妨把瑜伽当作热身的练习，可以让身体做好充足的准备，包括心肺功能、肌肉延展性、关节灵活度等，以防止超出身体所能承受的运动强度从而引发各种伤害。

运动之后，孩子的身体会感到非常疲劳。这时，也可以通过瑜伽来进行放松。虽然瑜伽也是一种运动，但和其他体育运动不同，瑜伽的能量是向内收敛的，属于补充和提升精力的运动，可以消除身体的紧张感和压力感，能够让孩子在最短的时间里恢复身体的活力。

最后，我想要强调的是，任何运动、即使是温和安全的运动，也需要有正确、恰当的指导方法，所以跟随有经验的、可以信任的导师练习，是提高安全系数、减少运动伤害的重要前提。

★乌兰老师秘籍★
促进骨骼发育的练习：站立体式、力量训练类体式

相关练习：山式、三角伸展式、战士二式、站立体前屈式等。

解析：骨骼是人体内最大的"钙仓库"，也是人类站立和行走的支点。站立体式能加快骨骼的血液循环，调节人体血钙的平衡；力量训练类体式，能够促进骨骼对表面沉积钙的吸收，加强关节的稳定性；这两种体式练习的结合，可以强化脊柱、肌肉的力量和韧性，帮助骨骼承载身体的重量。

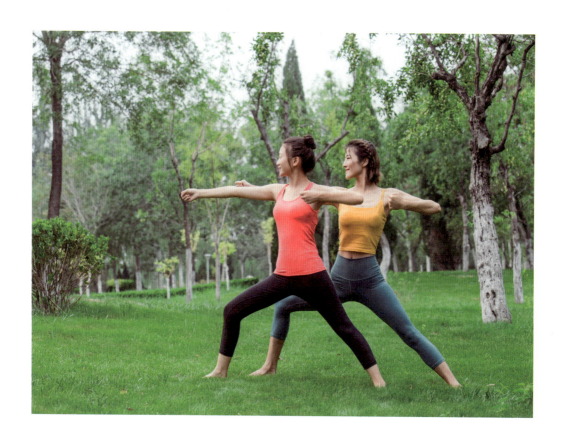

体式训练一：射箭式 Archery Pose（源于三角伸展式）

【不会开弓射箭？没关系！让我们试一试用身体来代替弓和箭，当一回小小的射箭手吧！】

益处

射箭式有助于扩张胸腔、伸展脊柱、稳定骨盆、促进四肢骨骼的健康发展；增加回流心脏的血液量，提高儿童的心肺功能、提升身体的能量。

步骤

1. 山式站立，双手叉腰，双脚站立在垫子前端，右脚向后退一大步，身体转向正右方，右脚尖指向正前方，左脚尖指向靶心（身体左侧），拉弓射箭需要双脚根基的稳定；

2. 吸气，双手臂向两侧伸展；呼气，后方的手臂绕过体后，落在后侧腰上（反弓射箭的姿势），上身缓慢向左向下伸展，左手落于小腿上方的位置；

3. 吸气，伸展脊柱，将"弓弦"打开，伸展右臂向上，把头部当作箭，头顶朝向靶心的方向，保持3~5组自然呼吸；呼气，眼睛看向左方的手指尖，右臂还原落回身体后侧腰部；

4. 吸气，上身慢慢回正，双手护腰，右脚向前一步，双脚并拢，回到垫子的前端站立；

5. 换另外一侧进行练习。

注意事项

1. 头颈部后侧和脊柱保持在一条直线上，双臂伸直保持在一条直线上，髋部端正，初学儿童眼睛看向正前方，避免摔倒；
2. 膝关节避免过度前伸。

体式训练二:帆船式 Sailing Pose(源于战士二式)

【爸爸是船,妈妈是帆,我是小小的帆船,扬帆启航,一路驶向家的港湾。有爸爸妈妈指引我,风浪再大也不怕……】

益处

帆船式是一个全身伸展的体式,也是力量与平衡同时得到训练的体式。这个体式能够增强儿童根基的稳定性、促进骨骼的发育,使双腿和双臂更强壮、腰部也更灵活有力。

步骤

1. 山式站立,双脚打开一条腿的距离;
2. 吸气,双臂向两侧伸展,如同打开的船帆向前航行;
3. 呼气,屈右膝,右大腿平行于地面,膝盖前方不可以超过脚尖,眼睛看向右手指尖,上半身与地平面保持垂直;
4. 吸气,伸直右腿,双臂向上伸展,扬帆起航,脊柱向上伸展,动态屈膝、伸直练习三组;
5. 呼气,双手护腰,准备靠岸,还原站立到垫子前端;
6. 吸气,换另外一侧对等练习;
7. 呼气,还原山式站立。

注意事项

1. 骨盆要保持中正,上半身与地平面保持垂直;
2. 屈膝时,大小腿相互垂直,小腿与地面保持 90 度,膝盖与脚趾保持同一方向。

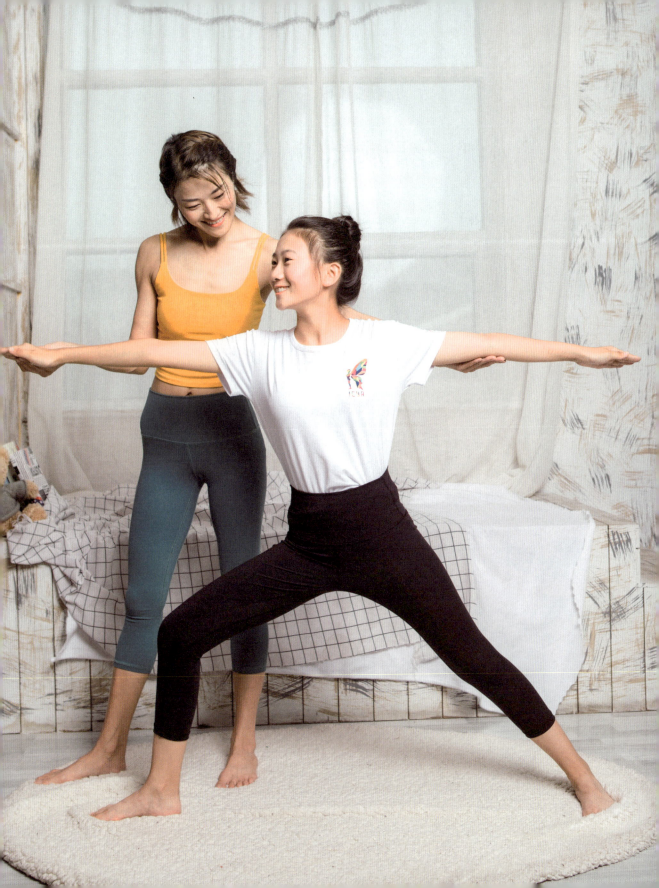

儿童瑜伽，孩子成长的私人医师

【问卷】

这是一份写给父母的问卷调查，针对的是儿童基本的身体健康状况。

1. 您的孩子会经常生病吗？比如每到季节变换，就很容易感冒、发烧、腹泻？每次生病的时间持续多久？通常会选择吃药、打针还是输液进行治疗？

2. 您的孩子身高、体重和体型达标吗？有没有偏瘦或者偏胖？身高和同龄的孩子相差大吗？

3. 您的孩子饮食习惯正常吗？有没有挑食和偏食的毛病？爱吃垃圾食品吗？孩子每天进餐的时间有规律吗？

4. 您的孩子喜欢运动吗？孩子在学习走路和其他运动的时候四肢的平衡能力怎么样？有没有出现容易摔跤的现象？

5. 您的孩子上学了吗？孩子的坐姿和站姿是不是端正的？有没有出现含胸、弯腰、驼背、高低肩等现象？

【乌兰提示】

作为父母，要多关注孩子的身体状况，仔细对照一下上面的问卷，看看您家的孩子都存在哪些问题。如果有一多半的问题，就需要家长多加注意了！接下来，我会逐一展开，给出我的个人建议和提醒。

孩子体弱多病的根源

都说孩子是上天送给父母的礼物，每个父母都希望孩子生来就是健康完美的，但人无完人，有的孩子一出生就带着缺陷，还有些孩子生来体质就很差，经常容易生病。

心心就是一个体弱多病的孩子，刚出生不久就住过好几次医院。在幼儿园也经常生病，每到换季的时候就很容易感冒，还会经常反复、折腾好多天。爸爸妈妈对她极尽呵护，中医调理、营养保健都试过，可总是没有多大的效果。父母很担心，也很焦急：这是什么原因呢？难道孩子天生体质差没办法改善吗？

我们知道，孩子的体质有很大一部分是和遗传有关的，父母的体质会直接影响到孩子，不过很多情况是可以通过后天的努力慢慢改善的。可是如果孩子经常的反复的生病，大多是因为孩子的免疫系统不够强大的缘故。

每个人与生俱来就拥有世界上最好的医生——免疫系统，它就像是我们身体的"卫士"，负责保卫身体，免受细菌、病毒等"敌人"的入侵。孩子的"第一道免疫防线"来自母体，从生下来的时候，就已经拥有了妈妈的免疫抗体，所以6个月内母乳喂养的婴幼儿不容易生病。但是，6个月以后，母体的免疫抗体就基本消失了，而孩子自身的免疫系统还不够完善，直到6岁之前，孩子都处于"生理性免疫功能低下"的状态，免疫球蛋白水平较低，对抗致病因子的能力较差，很容易受到"敌人"的攻击，感染各种疾病。

很多父母一遇到孩子感冒、咳嗽、发烧就非常紧张，马上带孩子去医院，主动要求给孩子打针、输液、服用抗生素。其实，经常打针、输液会降低孩子自身的抵抗力，过多地服用抗生素也会提高病菌的耐药性，破坏孩子体内正常的菌群，还会造成肝脏功能受损。俗话说"能吃药就不打针，能打针就不输液"，说的就这个道理。

还有一些父母为了提高孩子的免疫力，经常给孩子吃各种补品、保健品或维生素，还会要求医生开一些提高免疫力的药物。对此我想说，如果孩子不是先天免疫系统有问题，就没有必要特别补充营养素，擅自乱补或者补过头了，反而会干扰孩子的免疫力。

怎样科学有效地提高孩子的免疫力呢？孩子生长发育迅速，代谢旺盛，需要足够的体力。除了健康的饮食和充足的睡眠，适当的运动也可以促进人体的内循环和内分泌，从而提高自身的免疫力。

但是家长们一定要注意，只有适度的、循序渐进的运动才是有效的。因为在人体内有一种自然杀伤细胞（NK细胞），是抵抗病毒入侵人体的第一道防线，过量或高强度的运动会降低或减少NK细胞的活性和数量，所以过度锻炼不但没有效果反而会降低免疫力。

从小练习瑜伽，对于增强体质和提高免疫力都有着极大的帮助。这是因为儿童瑜伽能够有效地增强孩子的心肺功能，保持呼吸系统的健康；同时，还能增加血液里的含氧量和免疫细胞的活力，提高新陈代谢的能力，使孩子的免疫系统保持最佳的状态。

在我们的身体里，还有一个很重要的免疫器官——胸腺，它最大的本领就是分泌胸腺激素和处理T淋巴细胞，产生抵御病菌的抗体，杀伤外来入侵的"敌人"，所以被称为"免疫大王"。瑜伽练习里有很多体式和呼吸法都能够刺激到胸腺的功能，胸腺分泌功能增强了，身体的免疫能力也就随之提高了！

需要提醒的是，胸腺最发达、最活跃的时期是从出生到幼儿的阶段，这个阶段也是胸腺输出功能最强劲的时期，到了青春期以后就会逐渐退化了。所以要提高孩子的免疫力，一定要从小抓起、尽早抓起！

★乌兰老师秘籍★

提高免疫力的练习：扭转类体式、前屈类体式、后弯类体式

相关练习：简易坐扭转式、鸭行步式、坐立山式、天鹅式、单腿抱膝式、眼镜蛇扭动式等。

解析：扭转类体式能够增强脊柱弹性，促进人体的消化系统、循环系统、呼吸系统和神经系统的平衡发展，使整体的免疫系统得以正常地运作；前屈类体式能够平衡下行气、放松副交感神经，通过增强脊柱两侧的血液流量，改善人体微循环，提高孩子的免疫力；后弯类体式可以刺激甲状腺、提高心肺功能，进而增加呼吸系统的免疫力，预防和减少疾病的产生。需要注意的是，前屈类体式和后弯类体式在练习编排上要合理搭配，使身体各部位得到平衡的发展。

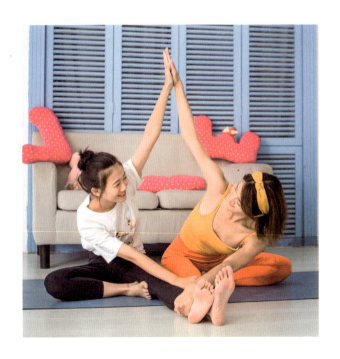

体式训练一：猫头鹰式（源于简易坐扭转式）

【我喜欢白天睡觉，夜晚出来站岗。我的头可以四处转动，别看我睁一只眼、闭一只眼，谁也逃不过我的法眼。我就是大名鼎鼎的"黑夜卫士"——猫头鹰】

益处

猫头鹰式能通过扩展胸腔、刺激胸腺来提高呼吸机能；通过按摩肠胃改善消化功能及排泄功能；通过拉伸背、肩、颈部的肌肉和韧带，预防肩颈方面的疾病，此外，还可以缓解眼部不适，有效地改善视力。

步骤

1. 简易盘坐，双手放于膝盖上，握紧膝盖，如同猫头鹰站在树杈上；
2. 吸气，脊柱向上伸展，肩膀下沉，坐骨向下扎根；
3. 呼气，上身带动右手臂水平向后扭转，将左手置于右侧膝盖上，右手指轻触地面，保持5组自然呼吸；
4. 吸气，上身还原正中，双手回到膝盖上；
5. 换另外一侧对等练习。

注意事项

1. 坐骨扎根，腰背挺直，避免含胸驼背地向后扭转；
2. 未满14岁的儿童，禁用进阶加强扭转的体式。

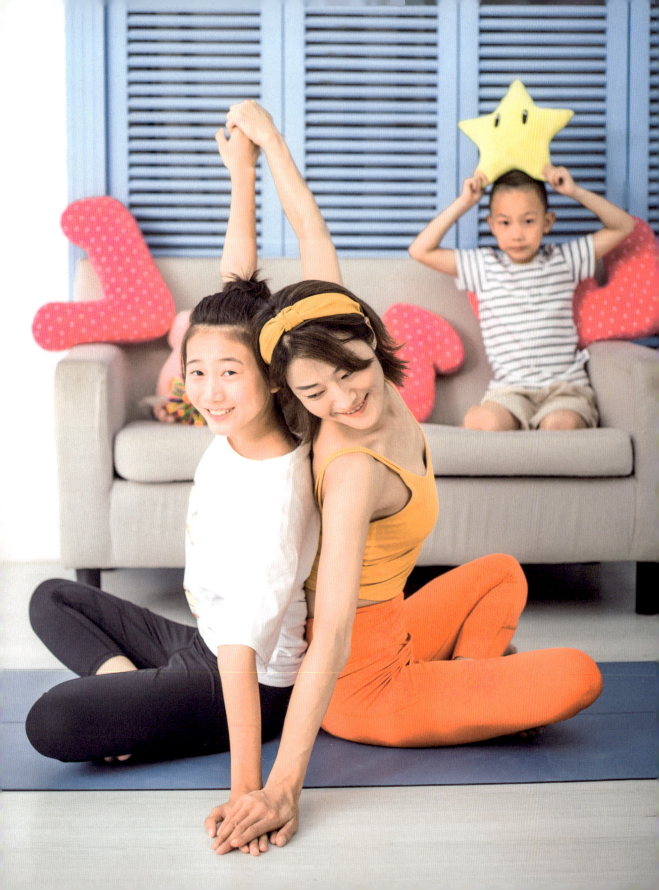

体式训练二：蛇式 Snake Pose（源于眼镜蛇扭动式）

【树洞里有一个长长的房子，里面住着一条小小的青蛇。春天来了，小青蛇打开蜷曲的身体，慢慢地扭动着，钻出树洞、爬上了树梢，再敏捷地向树顶爬去……】

益处

蛇式能增加脊柱的弹性，促进胰脏、肝脏等器官的活动；同时还能通过活化"心轮"（位于胸部中间，七脉轮中的第四脉轮）及平衡下行气，提高身体的免疫力。

步骤

1. 跪坐，臀部坐向脚跟，上半身贴靠在大腿上，双臂向前伸直，与肩同宽，额头触地，呈大拜式；
2. 吸气，抬头，五指张开，眼睛向前看，弯曲双肘，小青蛇准备出洞，上身向前穿过双手之间，启动背部肌肉，慢慢抬高上半身，眼睛看向树梢，伸展后背，保持顺畅的呼吸；
3. "小青蛇"转头向后，看向自己的尾巴，左右扭转身体；吸气，舒展胸部前侧，肩膀向后展开；
4. 呼气，身体落回垫子，俯卧休息。

注意事项

1. 避免肘部过伸；
2. 胸腔向上提，双肩后展下沉。

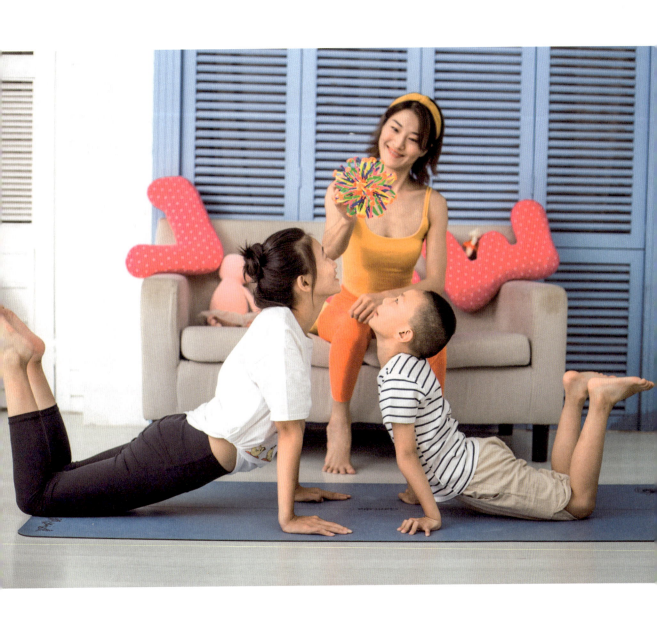

"小胖墩"和"豆芽菜",都是体质的问题吗

从出生开始,孩子的长势问题就备受全家人的关注。有的孩子"长势喜人",胖乎乎的特别可爱,可是眼看到了上学的年龄,孩子的"婴儿肥"一点没下去,变成了班上的"小胖墩";还有的孩子生来面黄肌瘦、一副营养不良的样子,就像一根"豆芽菜",怎么"催肥"都没有用。过胖或过瘦难道都是孩子体质的问题吗?

其实,孩子的高矮胖瘦除了遗传父母的基因,还取决于后天的成长环境,包括饮食营养、生活习惯、运动量等。

吃得好动得少,是很多孩子成为"小胖墩"的直接原因。孩子爱吃零食、膨化食品、高脂肪高热量的食物、洋快餐等垃圾食品,再加上运动量不够,摄入的热量无法被消化,就会转化为堆积的脂肪。不爱运动的孩子容易变胖,而胖孩子也懒于运动,如此恶性循环,最终造成了肥胖。

很多家长认为"孩子胖点没关系,看起来更健康"。其实,如果孩子体内的脂肪过多,对于健康的危害是很大的。肥胖不但影响美观,还会导致脂肪代谢异常、糖代谢异常,更容易引发糖尿病、脂肪肝、高血压等疾病。

和"小胖墩"相比,很多瘦弱的"豆芽菜"日常饮食并不差。家长们也很困惑,家里条件不差、营养也不缺,怎么孩子却越养越瘦了呢?

我们先检查一下孩子的身体有没有不健康的因素,比如贫血、脾胃虚弱、营养不良等,如果这些可能性排除掉了,就回到了饮食和运动的问题上。膳食结构不合理、偏食、挑食、营养不平衡、缺乏锻炼都是"豆芽菜"的主要成因。

有的父母认为,孩子瘦点没关系,只要不生病就没问题。这样的认识也是

有偏差的，孩子太瘦弱，胸廓会比较小，胸腔里的心、肺等脏器的发育质量就会受到影响，严重的还会造成缺铁性贫血、佝偻病等。体格发育不好，成年以后患慢性病的风险也会比正常人要高得多。

对于"小胖墩"和"豆芽菜"，想要改变体型，就得"管好嘴，多动腿"，从根本上改变不良的生活方式。"管好嘴"就是纠正不良的饮食习惯，保证营养的均衡。"多动腿"就是要加强运动，保证足够的运动时间和运动强度，并且坚持下去。

由于体型过胖和过瘦，在选择运动的时候一定要讲究科学性和安全性。我的建议是一开始不要参加长跑、足球、篮球之类的激烈运动，因为这些运动的消耗量较大，孩子的身体状况可能承受不了。正确的做法是应该先以调整运动能力为主，加强身体的平衡性、敏捷性和柔韧性，比如散步、慢跑、登楼梯、游泳、骑自行车等，儿童瑜伽也是非常适合的运动。

同样学习瑜伽，针对体型不同的孩子，我也会给他们不同的指导。举例来说，对于过瘦的孩子，我会建议他们做一些肌肉和骨骼的训练，加强肌肉的力量和骨骼的健壮；还可以多做一些扩胸、上臂提举等动作，促进胸肌的发达和胸廓的展开。

针对过胖的孩子，则需要加入一些腰腹的动作和弯曲的姿势，来帮助燃烧脂肪、塑造线条。需要注意的是，针对减肥的练习并不是强度越大越好，只有持久的、强度低的运动才能消耗多余的脂肪，但是也不要为了加快效果而一味地延长运动时间，因为这样会产生大量的代谢废物，机体来不及清理就容易造成堆积，反而会影减肥的效果。

前面我们说过饮食对孩子体型的影响，其实很大一部分原因都是消化系统紊乱导致的。我们的消化功能是否正常，取决于内分泌系统，内分泌又由体内的自主神经系统控制和调节。通过瑜伽里的调息练习，可以有效地调节自主神经系统，促进食物的消化吸收、加速新陈代谢,再配合体位给身体腺体以压力,就能保证内分泌系统的正常和平衡。

从现在开始,让我们的孩子都伸出胳膊、迈开腿,"动起来"吧!要消除"小胖墩"与"豆芽菜"的烦恼,其实并不那么困难。

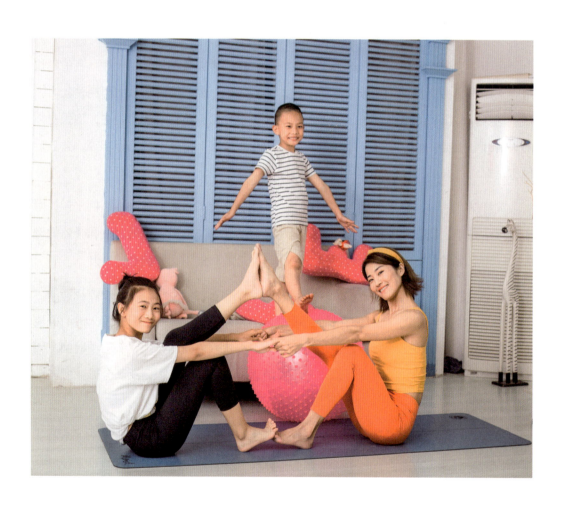

★乌兰老师秘籍★

调整体态的练习：前屈类体式、扭转类体式、核心训练类体式

相关练习：拜日式、蹬自行车式、下犬式、坐角式、船式等。

解析：调整体态所针对的问题，一种是过瘦，另一种是过胖，二者都和儿童的消化系统（消化、吸收和排泄功能）有关。想要拥有健康的体态，除了均衡饮食之外，还需要科学的锻炼。前屈类、扭转类及核心训练类体式能够增大腹压、健体塑形，并能通过体式刺激脾经和胃经，调理整个消化系统，改善过瘦和过胖的问题。

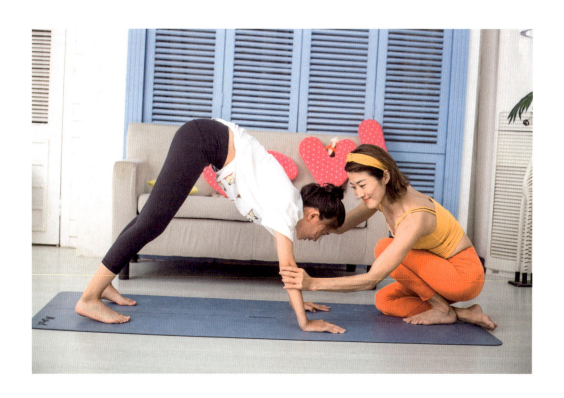

体式训练一：彩虹式 Rainbow Pose（源于坐角侧伸展式）

【雨过天晴，乌云散去，一道美丽的彩虹，挂在了天空。赤、橙、黄、绿、青、蓝、紫，哇！真像一座七彩的拱桥……】

益处

彩虹式能拉伸大腿内侧、侧腰及手臂，刺激脾经等经络，改善由脾虚湿阻导致的儿童肥胖症。

步骤

1. 山式坐姿，双腿伸直，双脚并拢，脚尖向上，双腿向两侧打开90~120度，双手放在身体前方，吸气，抬高左手臂，右手臂放于身体前侧；
2. 呼气时，用左手臂从左侧到右侧划出一道弯弯的彩虹；
3. 换另一侧练习，划出另一道彩虹。

注意事项

1. 身体侧弯时，侧腰等长伸展；
2. 双肩对等在一个平面内，保持头、颈、背处于一条直线。

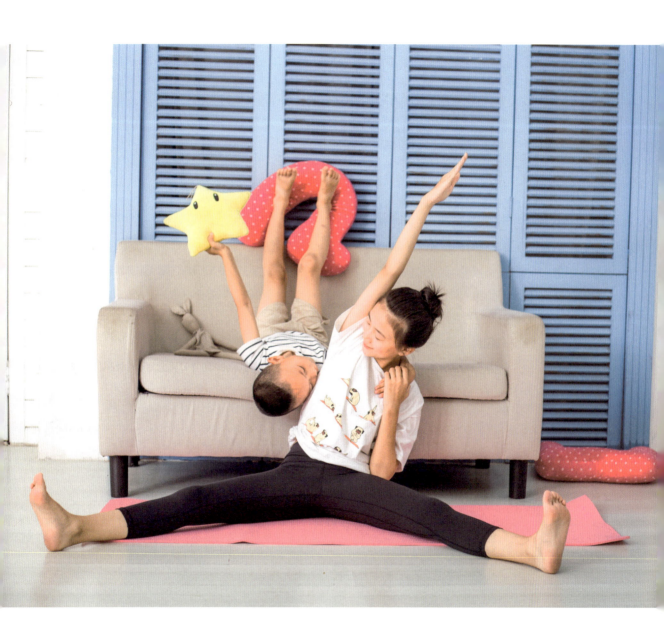

体式训练二：蹬自行车式 Bicycle Pose

【丁零零,自行车走起来！穿过大街、穿过小巷,就像多了一双腿,想去哪儿就去哪儿。一不小心,自行车被蹬上半空了,哇！空中骑行的感觉太棒了！】

益处

蹬自行车式训练的是儿童的腰腹力量,有助于锻炼双腿、消除肚腩、强健腰腹部的核心肌肉群。在运动的过程中,能够按摩腹内脏器,促进消化,提升下行气的能量。

步骤

1. 仰卧在垫子上；
2. 双手握拳,手臂向上抬高90度,仿佛握在车把上,收紧腹部,双腿抬高90度；
3. 弯曲双膝,配合自然呼吸,在空中按顺时针和逆时针交替做蹬自行车的动作；
4. 以快慢2种节奏交替练习2~4分钟,慢慢落回四肢。

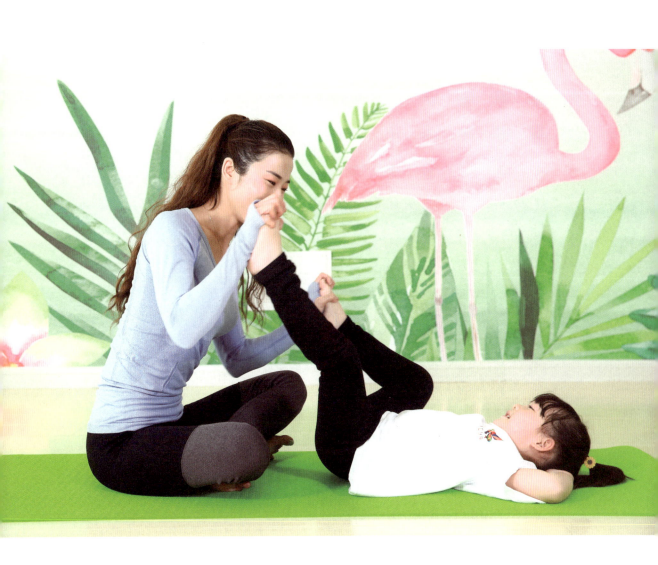

附：科学·营养——瑜伽食物的分类

瑜伽是一种生活科学，它提倡健康、自然的生活方式。而健康的生活方式中最重要的一点就是养成良好的饮食习惯。瑜伽科学中把食物分为三种类别：

1. 悦性食物

这类食物色香、味美，富有营养，食用后极易消化，在体内不易堆积尿酸及毒素，是最健康的食物。这类食物很少用香料和调味品烹制，非常有益身心，可以使身体变得健康轻松、活力充沛，并且保持心情愉快。如水果、谷物、豆类、果仁、各种蔬菜、奶制品等。

2. 变性食物

这类食物是通过各种刺激性强的调味品烹制的。食用后会使人变得好动，若食用过多，会使人变得过分积极、烦躁不安，甚至产生各种情绪而失去镇静平和。如咖啡、浓茶、泡菜、酱油、巧克力、可口可乐、汽水等。

3. 惰性食物

这类食物通常是放置了很久或是经过煎炸烘烤的食物，食用后容易引起倦怠、疾病和反应迟钝，同时很容易使人发胖。如各种肉类、蛋类、烟、酒、大蒜、味精等。

科学的瑜伽饮食建议：多吃悦性食物，少吃变性食物，尽可能不吃惰性食物。

表1 0~10岁儿童身高体重标准表

	体重（kg）		身高（cm）	
	男	女	男	女
1月	3.6-5.0	2.7-3.6	48.2-52.8	47.7-52.0
2月	4.3-6.0	3.4-4.5	52.1-57.0	51.2-55.8
3月	5.0-6.9	4.0-5.4	55.5-60.7	54.4-59.2
4月	5.7-7.6	4.7-6.2	58.5-63.7	57.1-59.5
5月	6.3-8.2	5.3-6.9	61.0-66.4	59.4-64.5
6月	6.9-8.8	6.3-8.1	65.1-70.5	63.3-68.6
8月	7.8-9.8	7.2-9.1	68.3-73.6	66.4-71.8
10月	8.6-10.6	7.9-9.9	71.0-76.3	69.0-74.5
12月	9.1-11.3	8.5-10.6	73.4-78.8	71.5-77.1
15月	9.8-12.0	9.1-11.3	76.6-82.3	74.8-80.7
18月	10.3-12.7	9.7-12.0	79.4-85.4	77.9-84.0
21月	10.8-13.3	10.2-12.6	81.9-88.4	80.6-87.0
2岁	11.2-14.0	10.6-13.2	84.3-91.0	83.3-89.8
2.5岁	12.1-15.3	11.7-14.7	88.9-95.8	87.9-94.7
3岁	13.0-16.4	12.6-16.1	91.1-98.7	90.2-98.1
3.5岁	13.9-17.6	13.5-17.2	95.0-103.1	94.0-101.8
4岁	14.8-18.7	14.3-18.3	98.7-107.2	97.6-105.7
4.5岁	15.7-19.9	15.0-19.4	102.1-111.0	100.9-109.3
5岁	16.6-21.1	15.7-20.4	105.3-114.5	104.0-112.8
5.5岁	17.4-22.3	16.5-21.6	108.4-117.8	106.9-116.2
6岁	18.4-23.6	17.3-22.9	111.2-121.0	109.7-119.6
7岁	20.2-26.5	19.1-26.0	116.6-126.8	115.1-126.2
8岁	22.2-30.0	21.4-30.2	121.6-132.2	120.4-132.4
9岁	24.3-34.0	24.1-35.3	126.5-137.8	125.7-138.7
10岁	26.8-38.7	27.2-40.9	131.4-143.6	131.5-145.1

平衡能力太差，怎样能让孩子"稳中求胜"

在公园散步的时候，我经常会见到跟着父母蹒跚学步的孩子，小小的身体，走起路来摇摇晃晃的，一个不小心就摔倒了。孩子在一岁左右走路摔跤是很正常的，因为还掌握不好平衡，但是如果到了三四岁还经常走路摔跤的话，就不太正常了，很可能是因为其平衡能力欠佳，从而影响到了身体的稳定性。

当然，平衡能力不仅仅指孩子是否能够走稳路，还包含了很多我们平时注意不到的问题。作为父母，不妨细心地观察一下孩子：是不是站没站相、坐没坐相？拿东西总是拿不稳？走直线时身体总在晃来晃去？稍微受到一点撞击或者阻碍就很容易摔跤？学习骑车、轮滑的时候，是不是非常费劲？

一旦发现这些状况，就要注意孩子的平衡问题了。平衡能力是孩子走、跑、跳、攀、蹬等动作的基础，也是多重感觉发展的动作能力。比如说一个简单的抬头动作，当孩子控制自己抬起脑袋时，孩子的平衡感就已经感受到了姿势的变化，并把这些感觉信息传递给大脑。如果没有平衡能力，恐怕孩子连直立行走都做不到呢。

孩子的平衡能力较差，不仅影响身体和动作的灵活性，导致出现四肢运动不协调等状况，还会影响大脑的协调性；而大脑的协调性不好，就会影响孩子语言组织能力及数理化能力的发展。所以，孩子平衡能力的强弱直接影响到学习能力的发展。

那么，想让孩子掌握良好的平衡能力以达到"稳中求胜"，应该怎么做呢？从出生开始，孩子的所有活动几乎都是围绕着平衡感展开的。所以要调整平衡感，就必须强化初期的运动，让身体和地心引力之间建立起微妙的协调性。不妨多让孩子做一些能提高运动能力和强化平衡感的训练，包括静态的和动态的活动练习，来提高他的平衡能力。

我们可以从孩子出生开始，为他设计不同阶段的平衡练习，特别是0~3岁是培养孩子平衡能力最关键的时期。比如在孩子学会走路之前，可以多练习爬行，不要小看爬行，它可以锻炼孩子的骨骼和肌肉的力量，孩子不但要用小手、小脚支撑身体，还会不断地抬头、仰脖，这些运动能够进一步提高孩子的大脑控制能力和手眼协调的能力。

3岁以后，可以通过感统球去训练孩子的平衡能力，刺激皮肤的感受。我们的皮肤有四种感受，分别是冷觉、热觉、痛觉和触觉。通过感统球训练可以加强皮肤感受器的接收，唤醒触觉，促进感觉器官发育，增强孩子的平衡感。

6岁开始，孩子可以做一些平衡类的瑜伽体式练习，来加强身体对平衡的觉知。在练习中要保持姿势、呼吸和意识的同步，动作要稳，呼吸要均匀、缓慢，意识要集中，不要东张西望，而要找到一个稳定点。

比如儿童瑜伽中的"树式"体式，要求单腿站立，伸展腿部和胸部的肌肉，强健大腿、小腿和脚踝，可以提高身体的平衡能力。孩子一开始可能还做不到单腿站立，身体也容易来回摇晃。没关系，可以想象一下我们走在铁轨或者马路牙子上的时候，身体也会左右晃动，只要打开双臂找到平衡点就能让自己稳住了。在做平衡体式的时候也会用到这样的方法，先保持冷静、调动身体的肌肉，然后将注意力集中在一个固定的点上，多作尝试，慢慢地就会掌握好平衡了。

瑜伽很重视平衡的成长，所以，不要让孩子只局限于单一的体位法练习，而是要通过各种多样化的练习来平衡身体的每个部位。我们的身体就像一台构造精密的机器，由大大小小的零件组合而成，只有当这些零件维持一种和谐、均衡的关系时，这台机器才能运转自如。

除了体式，呼吸也很重要，当身体与呼吸合而为一时，就能打通心灵的通道，提升到心理的平衡上。只有身、心、灵三个层面都达到了平衡，我们才能感受到什么是真正的身心愉悦。

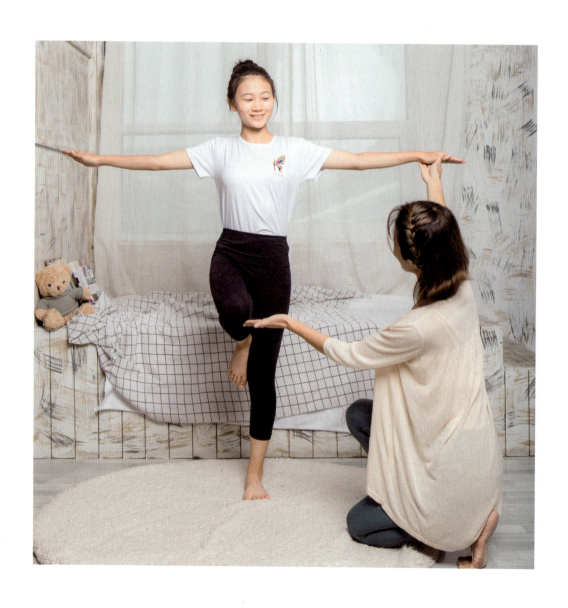

★乌兰老师秘籍★

提高平衡力的练习：站姿体式、平衡类体式、核心训练类体式

相关练习：山式、树式、三角伸展式、风吹树式、幻椅式、战士三式、半月式等。

解析：在所有的体式中，身体接触地面的部位，通常是这个体式的根基。提高儿童的平衡力，需要循序渐进，先从训练根基的稳定性开始。对站姿体式而言，可以从双腿平衡的体式逐渐过渡到单腿平衡的体式，坐姿的平衡体式则需要启动核心肌群的力量来完成。

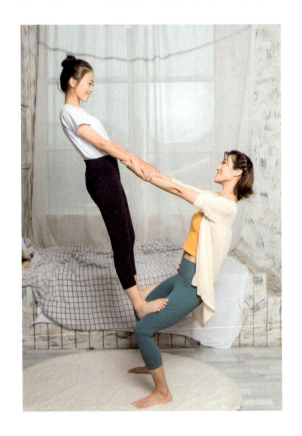

体式训练一：树式 Tree Pose

【我是一棵小小的树苗，我要把根深深地扎进土壤里，吸收大地的营养、迎接雨水的沐浴，获取太阳的能量。我要枝繁叶茂、茁壮成长，为鸟儿安家、为行人遮阴，直到长成一棵参天大树。】

益处

树式能加强踝关节周围小肌肉群的力量，有效地提高根基的稳定性，促进左右脑的协调控制力，同时还能提升儿童"心轮"的能量，达到身心专注的状态。

步骤

1. 山式站立，变成小树笔直的树干；弯曲左膝盖，髋外展，左脚掌抵在右腿的内侧（幼儿可以抵在脚踝处），变成小树粗壮的树根；
2. 吸气，双臂向上高举过头顶，就像小树茂密的树叶；
3. 呼气，双手于胸前合十，想象有一只小鸟钻进了树洞，保持几组自然呼吸；
4. 回到山式站姿，换另外一侧，做相同的练习。

注意事项

根据年龄的大小和根基的稳定性，调整屈膝腿一侧脚掌位置的高低。

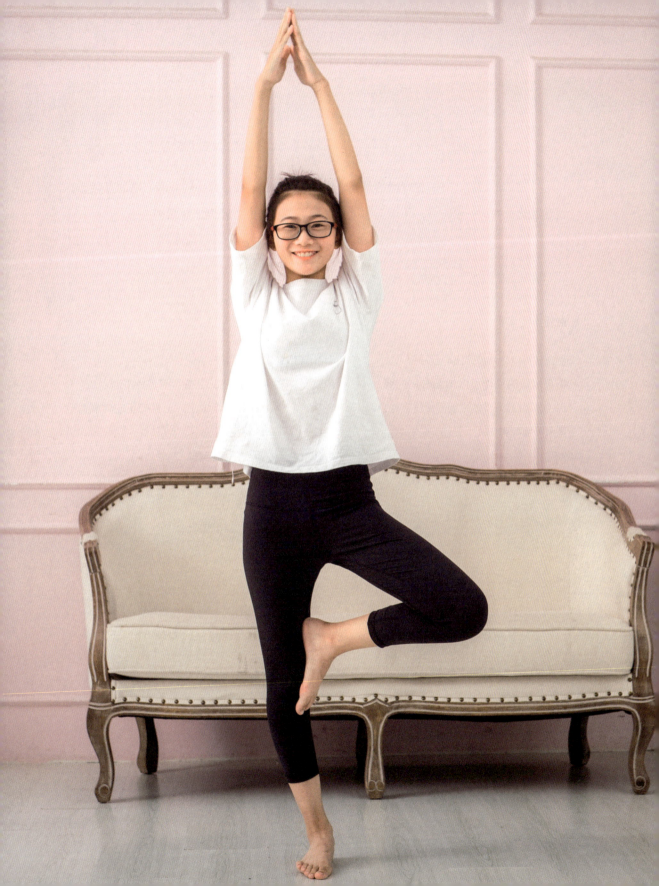

体式训练二：月亮式 Moon Pose（源于风吹树式）

【遥远的夜空，有一轮弯弯的月亮，映照在静静的湖面，像一艘载满心愿的月亮船，就让我化身为那一轮明月，和天上的星云做伴、与我的内心轻声地对话……】

益处

月亮式可以使儿童的内心安静下来。上身侧弯的动作可以增强脊柱的弹性、提高儿童身体的平衡感和稳定性、刺激肝脏与脾脏。

步骤

1. 山式站立；
2. 吸气，右手臂向上抬起，左手臂保持不动；
3. 呼气，保持髋部位置中正，上身向正左方侧弯，变成一轮弯弯的月亮；
4. 吸气，上身回到正中位置；
5. 呼气，右臂落回体侧；
6. 反方向练习同上；
7. 左右两侧各进行 3 组练习。

注意事项

1. 双脚扎根，侧腰等长拉伸；
2. 儿童月亮式，初阶需调整双脚的宽度与侧弯的幅度。

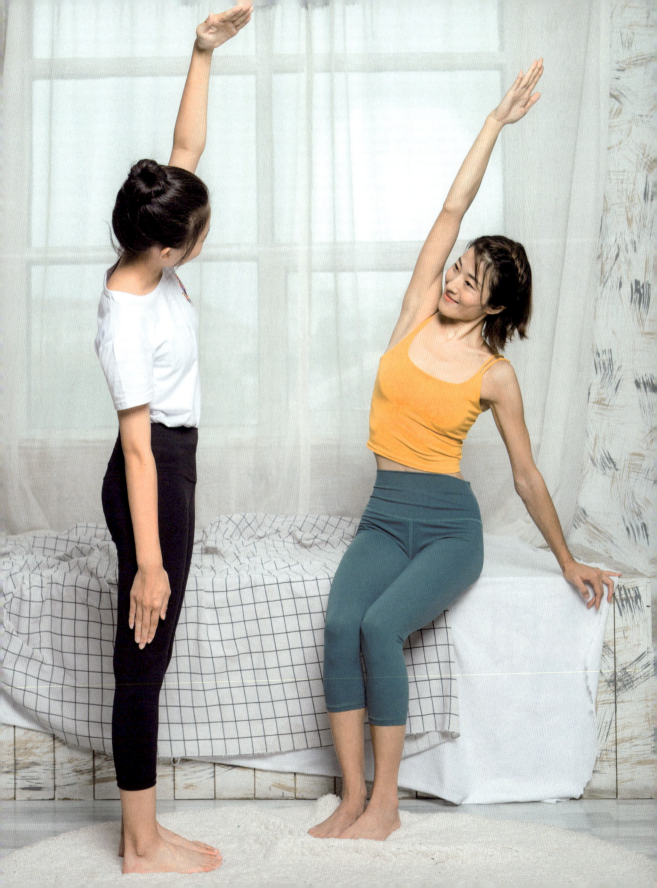

小心学习"压弯"了孩子的脊柱

我在全国各地做培训的时候，经常有一些忧心忡忡的家长前来咨询，说发现孩子平时站立、行走时总是弯腰驼背，或者肩膀一高一低的，写作业的时候也总喜欢扭着身子。无论家长怎么提醒都纠正不了，"背背佳""功能椅"都用到了，可是效果并不明显，实在不知道怎么办才好？

这样的情形我在生活中也见到很多，比如每到开学季，孩子们领到的新书本，再加上各类练习册、参考资料、文具等，书包被塞得满满的，孩子们走起路来就像是背负着一座"书山"，尤其是刚入学的新生，小小的身体根本承受不住。尽管专家们一再建议：合适的书包重量不应超过孩子体重的10%，但事实是大多数孩子的书包重量都严重超标了。殊不知，这份"超重的知识"，正悄悄地破坏着孩子的体型。

学龄期孩子的身体正处于生长的阶段，肌肉、骨骼都还没有发育成熟，如果在这个时期背负过重的东西，会压迫他们肩、背的肌肉和神经。压迫肌肉会导致肌肉酸痛、易于被拉伤；压迫神经则会导致神经的麻痹。孩子的肌肉耐受力差，过重的书包容易把孩子往后拉，孩子的脖子只能往前伸，身体向前倾，脊柱就有被压弯的可能，成年以后还容易患上颈椎和腰椎疾病。由于孩子好动，如果他们背着过重的书包打闹奔跑，书包会冲撞到背部、臀部，那么孩子从心理上会对书包产生排斥，变得不爱背书包了。

除了过重的背负，一些不良的生活和学习习惯也会影响孩子的体态。比如久坐少动，坐姿站姿不正确，看书、写作业、看电脑、玩游戏时姿势不正确，都很容易引起含胸、驼背、高低肩等问题。

我们发现，在这些问题中受伤害最大的就是孩子的脊柱。如果把人体比作一间"房子",那么脊椎就是这间房子的"顶梁柱",负责支撑着人体的所有重量,我们的坐、卧、跑、跳和各种姿势都要依靠脊椎的支撑,可以说是身体最重要的支柱。

脊柱也是人体的中枢神经,所有的内脏神经都是从脊神经分化出去的。脊柱的健康影响着所有的系统,包括呼吸系统、循环体统、内分泌系统、神经系统等。有专家指出,脊柱的问题不但影响体型的美观,而且会让人的寿命缩短三分之一。所以,千万不能把孩子弯腰、驼背等毛病当作单纯的仪态问题来对待,如果错过了矫正和治疗的机会,身体失衡的状况就会越来越严重,进而影响孩子未来的健康。

那么怎样纠正这些体态问题呢?我们可以通过专业的训练来进行有效的调节。比如儿童瑜伽里就有专门针对儿童体态训练的理疗课程,用于调理和改善儿童及青少年脊柱侧弯、含胸驼背、高低肩、O形腿等问题。

为了使训练更加有效和精准,我会先对每个孩子做一个健康的测评,然后针对不同的体态问题,量身定制训练的计划,包括按摩、坐姿训练、站立走姿训练、背部形态训练、腿部形态训练等一系列的内容。

首先,要让孩子有一个正确的体态的认识,通过体式训练来纠正错误的习惯;然后,通过后弯、前屈类的练习帮助孩子打开胸腔、加强脊柱的稳定性和灵活性,改善驼背的问题;最后,通过对腹部、四肢和后背肌肉的练习,来增强肌肉的耐力和协调能力,使脊柱保持自然的曲度……

和市面上的一些理疗机构不同,儿童瑜伽的理疗是以中医经络学为基础,配合西方人体结构和运动理疗学来提供解决方案的。所有这些针对孩子的训练都是温和的,也是安全有效的。不过,由于脊柱的恢复期相对缓慢,在训练的过程中千万不要心急,一定要循序渐进,并且坚持下去。相信孩子在恢复体态的同时,也会收获健康愉快的心态!

★乌兰老师秘籍★

预防脊柱问题的练习：站立脊柱伸展类体式、前屈-扭转-侧弯-后弯类体式

相关练习：风吹树式、猫牛式、骆驼式、摩天式、贝壳式等。

解析：儿童常见的脊柱问题主要有脊柱侧弯、含胸驼背、腰曲过大。站立脊柱伸展类体式能通过伸展脊柱，刺激和放松脊神经；前屈类体式能改善腰曲过大的状况；扭转类体式能够灵活脊柱，促进脊柱两侧的血液循环；侧弯类体式可以纠正脊柱侧弯的问题；后弯类体式有助于调整含胸驼背的不良体态。

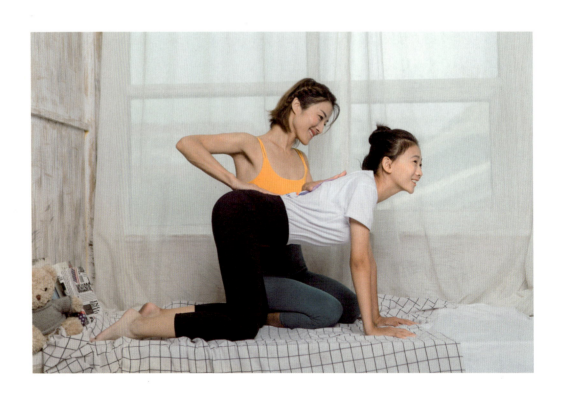

体式训练一：猫牛式 Cat – cow Pose

【小猫小猫喵喵喵，摇摇尾巴伸伸腰；小牛小牛哞哞哞，抬头挺胸真神气……】

益处

猫式和牛式可以合并成一个练习，能够极好地灵活脊柱，使脊柱两侧肌肉具有弹性。通过练习帮助放松肩颈和腰椎，舒展腰背，改善不良体态。

步骤

1. 双膝跪地，四角板凳式准备，猫爪子打开放于垫面上，双大腿垂直于垫面，小腿脚背压实垫面；
2. 牛式：吸气，抬头挺胸，伸展脊柱；
3. 猫式：呼气，像猫伸懒腰一样伸展后背，眼睛看向肚脐，背部呈弧形拱桥；
4. 配合呼吸，重复 4~6 组练习。

注意事项

1. 做牛式时，腹部收紧，伸展脊柱；
2. 五指张开，手掌根基稳定；小腿与脚背压实垫面。

体式训练二：贝壳式 Shell Pose

【我是一只小小的贝壳，一个大浪把我推到了岸边，我来到了美丽的贝壳岛，在沙滩上打开身体、晒晒太阳，运动一下吧。】

益处

贝壳式能缓解背部紧张与僵硬，舒展整个后背肌肉，增强脊柱弹性。

步骤

1. 仰卧，双臂向两侧打开；
2. 吸气，屈双膝，脚掌踩地；
3. 呼气，整个身体倒向右侧；
4. 双手合掌，伸直手臂，吸气，像贝壳打开一样，向后展开上方的手臂，双肩尽量贴地呈一条直线，髋部保持不动，眼睛看向左手的方向，重复4~6组练习；
5. 反方向练习同上。

注意事项

1. 侧卧时整个上身及髋部在同一平面上；
2. 双膝并拢，肩膀打开呈一条直线。

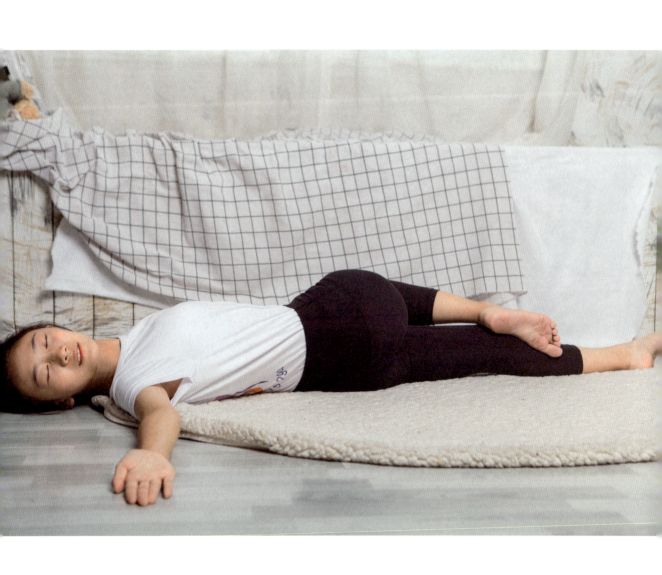

YOGA

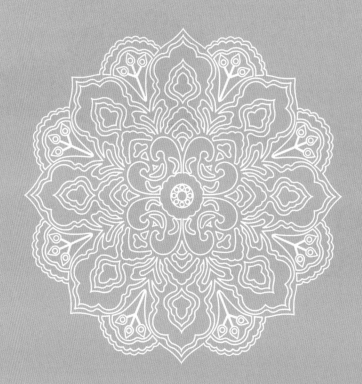

第三章

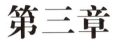

开启心门，培养孩子快乐的情绪

遵循内心直觉，喜悦而行，就能把自己带到一条充满欢乐、幸福的轨道上。当我们和孩子之间失去了沟通、当孩子和世界之间有了障碍时，需要一双手、一束暖阳、一把钥匙，去触动心灵，开启关闭的心门。直到我们遇到瑜伽，它就是我们一直在寻找的那个契机——打开心门，世界也会为你开放……

快乐成长，轻松减压

【焦点】

告别幼儿园的生活，奇奇正式成为一名小学生了。可是开学没几天，奇奇就闹起了情绪，死活不愿意去学校。妈妈以为孩子只是不适应新的环境，等习惯了就好了，于是连哄带骗地催着奇奇上学去了。

没过多久，妈妈就不止一次地接到其他家长的投诉，说奇奇在班上欺负同学。老师也特意找妈妈谈了话，反映了奇奇自由散漫、上课不专心听讲、影响课堂纪律等问题。回到家里，爸爸妈妈联合起来狠狠地教训了奇奇，作为惩罚，还取消了他放学以后的户外活动。

受到教训的奇奇似乎安静了许多，父母平时很忙也很少过问他的成绩，等到期末考试的时候，奇奇的成绩在班上是倒数第一。妈妈生气之余，给奇奇在校外接连报了好几个培训班，整个寒假期间奇奇的日程都被安排得满满当当的：语文、数学培训班、英语直播课、寒假作业、各种课外练习……妈妈要求每天的任务必须当天完成，于是奇奇经常要折腾到很晚才能睡觉。

二年级的学习任务加重了，奇奇的性情突然变得急躁，没有耐性了，经常拖拖拉拉，不愿意写作业。有一次，妈妈催促奇奇做作业的时候，奇奇突然大声嚷嚷起来："别说了！我听不到！我再也不想写了！你想累死我啊！"说着把作业本使劲地扔在地上，然后捂着耳朵跑进小房间，"砰"地把门关上了。无论妈妈在外面敲门还是警告，他就是不开门。妈妈又气又恼，突然意识到孩子已经不服管了！这往后该怎么办啊？！

【状况表现】

1. 胆小、不爱说话，不合群；

2. 上课不认真听讲，不愿意遵守课堂纪律；

3. 孩子的态度和情绪突然有很大的变化，比如烦躁、易怒、情绪低落等；

4. 常常抱怨身体不适，但自己也说不清楚到底哪里不舒服；

5. 拒绝上学，借故逃避上课或考试，不愿意写作业；

6. 对学校课业或活动兴趣减少。

【乌兰解析】

其实，在刚入学的那几天，妈妈就应该关注到孩子的不良情绪。因为有些孩子适应力差，突然面临学习和学校的压力，会出现"上学恐惧症"。这个时期如果没有及时帮助孩子克服心理上的障碍，就会影响到孩子正常的学习和与其他同学的相处。父母对孩子情绪变化的忽视，学习上的压力，只能加重孩子的心理负担，使孩子对学习产生厌烦和逆反心理。所以，孩子的各种反常的举动其实都是来自各种压力之下的情绪失控。

孩子的压力，家长了解吗

我们常说做个大人太难太累，真想回到无忧无虑的童年。我们也总认为，只有成年人的世界才有压力，孩子都是没心没肺、没烦恼、没压力的。但事实是，不知从什么时候开始，孩子的童年也不再那么轻松了，我们成年人的一举一动和整个社会的大环境正在一点一滴地影响着孩子。

想必很多父母都有这样的困扰：现在的孩子不愁吃、不愁穿，被几个大人围着转，生活条件好，学习机会也多，经常旅游度假，眼界开阔，比我们小时候幸福多了，还有什么不满足、不开心的？

没错，从物质条件上来说，现在的孩子确实拥有比我们成年人更多的选择和更丰富的资源，可是，孩子们也有成长的压力，有些压力甚至超出了我们的想象。比如，幼小的孩子可能会因为无法得到的玩具、被小伙伴欺负、在幼儿园生活遇到困难等小问题产生苦恼；学龄的孩子有可能因为课堂表现不好、考试成绩差、被老师批评、和同学闹矛盾等事情而感觉到自卑和挫败感。大多数孩子都不会向父母主动诉说这些糟糕的经历，久而久之，就会堆积成无法缓解的心理压力。

而更大的压力则来自父母，身处竞争激烈的社会环境下，父母对于孩子的期望和要求越来越高。 从幼儿园就开始白热化的入学竞争，使得家长和学校加压在孩子身上的任务越来越重，成为压在孩子身体和心理上的"五行山"。

为了能让孩子领先一步，家长们不惜展开各种"比拼"，各种提高班、强化班、思维班把孩子的课外时间塞得满满的。"假期不是用来休息的,而是用来反超的"——家长们抱着这样的想法,牺牲了孩子原本该享有的快乐和自由。孩子每天奔波、转场,累了父母,更苦了孩子!

父母希望孩子多学习的想法是没错的,但用力过猛往往会适得其反。我们常常把孩子比喻成树苗,希望他能茁壮成长,可是如果给树苗施加了过多的肥料会怎样呢?表面上看可能被催肥了,但是根部却受到了伤害。这也就是为什么很多孩子小的时候是大家公认的"神童",长大以后却没能成才的原因。

我曾在网上看过一篇小学生的日记,他在日记里除了抱怨作业繁重和父母严厉以外,还对上学充满恐惧和厌恶,更表达出了轻生的念头。所幸的是这个孩子被及时疏导没有做出傻事,但却不能不让人担忧,孩子的心理承受能力这么差,究竟是社会的原因还是家庭教育的原因呢?通过应试来改变孩子的命运,似乎成为整个社会的共识,要改变并不是一件容易的事。而父母能做到的应是尽最大努力去缓解孩子的压力和情绪,并且帮助孩子保有对于生命和未来的热情。

自从关注儿童教育以后,我常常会站在孩子的角度去观察和体验他们的心理活动。希望为人父母者也能多体察孩子的心理状况,当孩子突然变得狂躁、低落,或者无缘无故地哭泣、乱发脾气的时候,先别急着对他们进行指责,这种随意的行为极有可能加重孩子内心的压力。我们需要走入孩子的精神世界,了解孩子的苦恼,帮助他们去应对和缓解压力。在这里,我也请求各位家长们,不要再给孩子施加压力了!

怎样才能帮助孩子放松和减压

当我们感到有压力或紧张的时候,可以有很多种方式让自己放松下来,比如我会通过练瑜伽、听音乐或看电影来舒缓情绪。可是孩子的心思都比较单纯,抗压能力也较弱,更不懂得怎样去排解压力。这就需要父母培养孩子放松和减压的能力。那么,怎样做才能帮到孩子呢?

首先,父母要做到言传身教。学校和老师的教育很重要,家长的教育更重要,因为孩子是在父母潜移默化的影响下成长的。说到家庭教育,其实就是父母带着孩子一起成长。要适应孩子自身成长的规律,不要把孩子的童年填得太满,给孩子足够的时间和空间,让他们去发展自己的兴趣、建立自己的强项,他们才能有足够的信心应付来自学习上的压力。

我相信,"望子成龙"是大多数家长对孩子的期待。我从小就能感受到父母对我的期望,但他们从来没有给我施加任何压力,而是放手让我去做我想做的事,即使在过程中遭遇挫折和失败,我也从来没有因被父母否定而形成的心理阴影。我想,任何一个孩子听到父母说"我对你很失望"的时候,都会深受打击的。即使孩子不够优秀,也不要过多地指责或惩罚他,我们不能因为孩子一时的表现不佳,就否定了孩子的全部,要让孩子知道,不管他是否优秀、能否成功,父母都是爱他的。

其次,作为父母,要多留意孩子的一举一动,尽量站在孩子的角度,去看待他所承受的压力,去感受他内心的紧张与不安,多给他一些安慰与鼓励。等孩子的情绪稳定以后,再和孩子认真地沟通一下,了解他内心的真实想法。同时,让孩子明白,每个人都会遇到各种各样的压力,他所遇到的不过是大多数人成长过程中都会经历的。父母这样做,孩子的心就会变得释然,不会如临大敌、紧张不安了。

最后，除了心理上的疏导，最好的调整方式就是带着孩子暂时跳出压力的圈子，做一些轻松的事情。比如，陪孩子去郊外走走，感受大自然的魅力，让美丽的风景愉悦身心、舒缓压力；或是参加一些户外活动、有氧运动，通过肢体的运动来减轻压力，还可以帮助孩子磨炼意志、增强自信。

瑜伽大师艾扬格曾说过："瑜伽是唯一能战胜紧张、压力、速度这些痛苦的艺术和科学。"而我自己也是这么做的。在我疲惫不堪或感到紧张的时候，瑜伽就像一剂可以速效减压的良药，能让我很快恢复最佳的精神状态。

有调查显示，练习瑜伽能让孩子集中注意力，遇事更冷静，而对压力的心理承受力也更强。因此，在印度及许多欧美国家，瑜伽已经被引入到中小学校的课堂，专门用于减轻学生的压力，帮助他们应对学习焦虑、社交冲突和各种学习问题。

在我的儿童瑜伽课堂上，会通过呼吸和冥想等方式来帮助孩子缓解压力。呼吸之所以重要，是因为它是连接生理和心理的桥梁。我们应该都体会过，当压力过大或非常紧张的时候，呼吸就会变得短促、脉搏加快，甚至会冒冷汗，由此可能会导致情绪上的爆发或者低落。这时，可以通过完全呼吸法来降低呼吸的频率，慢慢地平复心情。

孩子要比成人花多一些时间去练习放慢呼吸的速度，我也会指导孩子如何控制呼吸的节奏。通过有规律的练习，可以让呼吸变得缓慢而又深沉，直到慢慢习惯运用将肺部填满气息的呼吸方式。随着每分钟呼吸次数的减少，那些消极的情绪也就渐渐平复下来了。

冥想也是减压瑜伽练习中很重要的部分。孩子需要保持内心的平静和专注，让头脑止息下来，再通过冥想一些喜悦的感受，让自己沉浸在喜悦的能量之中，用喜悦来抚慰心中的压力和焦虑。比如，想象自己身处于海边、森林或者一片花丛中，用三到五分钟的时间去想象这个环境并且融入进去,再想象一些美好的、积极的、让人心情愉快的事情……虽然想象并不能代替真正的现实,却可以产生一些积极的心理暗示,帮助孩子有信心去抵抗生活的压力。

心情放松了,接下来就是给身体减压。瑜伽练习中有很多体式可以用来放松身体,比如,我会让孩子做一些颈部、肩部和背部的伸展动作,因为这些部位在心情紧张或者有压力的时候会绷得很紧。如果是两个孩子一起练习瑜伽,还可以玩有趣的"鬼脸游戏"呢!试一试,让孩子们张开嘴巴、瞪大双眼,做一个惊讶的表情;再紧闭双眼、噘起嘴唇,做一个生气的表情,两个表情反复交替,孩子的脸颊和下颚就会得到运动,是不是好玩又放松?

谁说练瑜伽一定要安静严肃?在我的课堂上,孩子们可以面带笑容也可以放声大笑,这些都是减压的好方式。不管是在瑜伽教室,还是在家里、公园里,孩子都可以开心自在地玩瑜伽,可以自己练习,也可以和父母或小伙伴一起练习。

学会放松身心、减缓压力,是每个人都应掌握的技能,也是能让我们拥有积极的心态、快乐生活的前提。让我们为了孩子一起改变和行动吧!

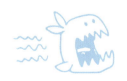

★乌兰老师秘籍★

帮助放松和减压的练习：后弯类体式、前屈类体式、扩胸类体式

相关练习： 站立体前屈式、弓式、蛇式、鸽子式、狮吼式、舞蹈式等。

解析： 后弯类体式可以扩展胸腔、打开心轮、调整情绪；前屈类体式能够安定心神，使神经系统平静下来；扩胸类体式能够消除沮丧情绪，快速释放身心的压力。

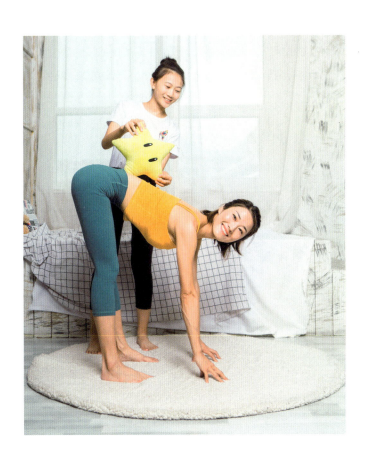

体式训练一：木马式 Hobbyhorse Pose（源于弓式）

【小木马，摇呀摇，摇到外婆家，摇到游乐场……】

益处

木马式能使儿童的脊柱更有弹性，并能扩展心肺功能、提高呼吸机能；通过活化心轮和对下行气息进行疏导，帮助儿童释放身心压力。

步骤

1. 俯卧，双臂向前伸直，额头点地，保持三秒钟自然呼吸；
2. 弯曲膝盖，与髋同宽，双手抓脚，吸气，启动背部肌肉和小腿力量，双腿向后发力同时抬起上半身至最大限度，像小木马一样前后晃动身体，并保持自然呼吸；
3. 吸气，再次扩展胸腔；呼气，身体落回垫子上。

注意事项

双膝打开与髋同宽，肩膀后展下沉。

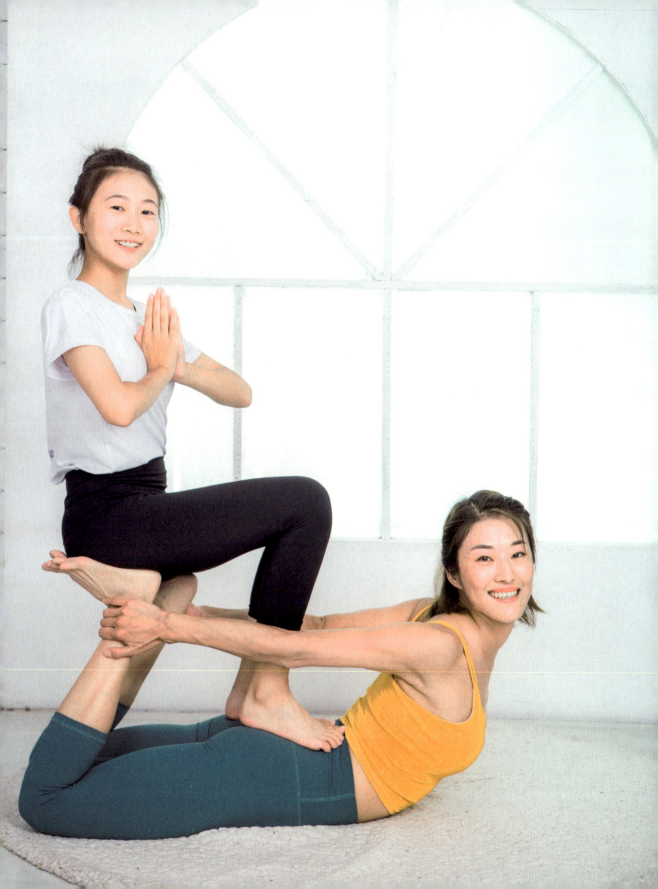

体式训练二：狮子式 Lion Pose

【我是一头来自非洲草原的狮子，我力大无穷，威力无比，我大吼一声，就会地动山摇，我是高贵的百兽之王！】

益处

狮子式所采用的金刚坐和狮吼方式，能够促进能量上行，扩展胸腔，活化心轮，释放压力及不良的情绪。

步骤

1. 弯曲双腿，臀部坐在脚后跟上，挺直腰背；
2. 吸气，抬高手臂，弯曲手肘，双手到达胸腔的位置，做出狮爪的形状；
3. 呼气，将舌头伸出，发出一声"哈——"，同时眼睛向上看。

注意事项

1. 启动"狮子爪子"的力量；
2. 初阶儿童学习，眼睛可以平视前方。

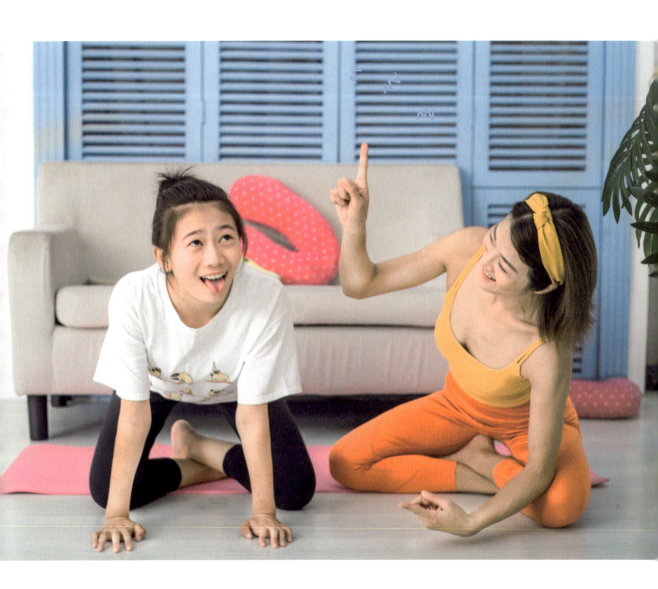

保护好孩子的"安全阀"

【焦点】

萱萱是家中的"二宝",她有一个刚上小学的哥哥。由于父母工作太忙,照顾一个孩子已经筋疲力尽了,不得已只能把萱萱送到老家,和爷爷奶奶一起生活,每到逢年过节才回去和她团聚一次。起初萱萱很不开心,抱着妈妈的腿哭个不停,不让妈妈走。但时间一长,萱萱慢慢地"黏"上了老人,不再嚷着找妈妈了。

为了安慰和补偿萱萱,妈妈每次去看她的时候,都会她带很多的礼物:故事书、玩具、零食,还有漂亮的衣服。可萱萱一点儿兴致也没有,见到妈妈还直往奶奶身后躲,觉得妈妈就像个陌生的阿姨。因为爷爷腿脚不好,奶奶就很少带萱萱出门玩,所以萱萱基本都是待在家里自己玩,很少和附近的小朋友交流。

直到萱萱六岁该上小学时,父母才把她接到身边来。萱萱对父母、哥哥都感觉很生疏,也很少和他们说话,总觉得爸爸妈妈对哥哥偏心,所以经常会把哥哥的东西藏起来,还会抢哥哥的东西。一次,哥哥做作业的时候,萱萱在一边不停地捣乱,还把哥哥的课本撕坏了。妈妈批评了她几句,萱萱一生气,把书扔在地上,哭喊起来:"我讨厌你!你不是我妈妈!你根本不爱我!我要回奶奶家!"妈妈这才意识到,原来在孩子的心里,自己一直是一个不称职的妈妈。妈妈很伤心也很无奈,怎样做才能弥补对孩子的爱呢?

【孩子状况表现】

1. 自卑，觉得自己各方面都不如别人，缺乏自信；

2. 性格内向，喜欢独处，不愿与人交往；

3. 寡言少语、拒绝说话和表达；

4. 很在意别人的眼光和评价，容易悲观；

5. 在家是"小霸王"，出门却胆小黏人；

6. 没有主见，过度地依赖大人；

7. 害怕黑夜，睡觉爱抱着东西，比如一定要抱着玩具或者枕头。

【乌兰解析】

这是一个典型的缺乏安全感的心理问题，究其原因，是因为孩子所获得的"母爱"不够而导致的心理问题。要知道"比贫穷更可怕的是疏离"，为孩子投入多少金钱和礼物都不重要，只有满足孩子情感的需要，给予孩子足够的安全感，才是至关重要的。

千万不要弄丢了孩子的安全感

孩子与父母的关系亲不亲密,取决于他们在3岁之前和父母有没有长时间的亲密接触。为什么这么说呢?因为孩子出生后的前三年,是最依恋父母的阶段,也是最需要安全感的时期。

什么是安全感?安全感就是一种被爱包围的浓浓的幸福感,也是孩子在成长过程中建立起来的对人和世界的信任感。心理学家在研究儿童人格发展时指出,安全感并不是天生的,而是建立在孩子的幼年时期,特别是在孩子3岁之前。

孩子刚出生时,会认为妈妈和这个世界都是属于他自己的。从4个月开始,孩子逐渐认识妈妈或其他亲人,并且意识到妈妈和自己并不是完全一体的,就会拼命地想要依赖和寻求更多的保护。这个时候,如果父母能够及时地为孩子补充"爱的营养",就能弥补孩子内心的安全感。

在我们身边,有很多年轻的父母,由于开创事业或者工作太忙难以分身,就把孩子交给老人看管,和老人一起住,其实这样的孩子从心理感受上来说,和那些被称为"留守儿童"的孩子并没有区别。过早地与父母分离,孩子会由此心生被遗弃的恐惧,感到孤独和恐慌:"我的妈妈是不是不喜欢我了?她不要我了吗?"亲情的疏离会给孩子的童年带来无法抹去的阴影,并且长期与焦虑和不安相伴,甚至可能导致终生都想要寻找心灵上的安全感。

童年的安全感,是孩子心灵成长的一块重要基石,孩子能不能适应社会?有没有自信心?都取决于初始的安全感。从小缺少安全感的孩子,个性胆怯自卑、容易情绪化,由于对他人的不信任,也很难交到知心的朋友。他们在学生时代可能会一直待在学校,长大以后也可能只喜欢待在家里,不结交朋友、也不乐于和亲人在一起。由于爱的缺失,会有很强的占有欲,总想要去控制别人,这其实是一种心理失衡的表现，这些不良的心理往往会导致一些极端的行为。所以，一个内心没有安全感的孩子，是很难成为一个精神上独立的人。孩子在出生后的前三年中尽量不要和父母长久的分离。

说到这里，还有不少家长会觉得困惑：明明我们没有和孩子分离，全家还都宠着、护着的孩子，怎么孩子还会表现出特别黏人、胆小怯懦、遇事就会退缩、不安和恐惧呢？其实，这些都是由"爱"导致的缺少安全感的反应。

父母保护孩子，本身并没有错，可是有不少父母以安全之名对孩子"过度"保护，时刻都小心翼翼地关注着孩子，试图不让任何一种危险接近他，对孩子遭遇的一切挫折都分外紧张，恨不能事事都替他们担当和做主。这样精心地保护孩子，只会适得其反，最终把孩子养成了一个胆小的"巨婴"。

除了过度保护孩子的"猫妈"，还有一群坚持独立的"虎妈"，她们深受西方教育观念的影响，对孩子持"高压"的态度。她们认为老人的一些做法对孩子太过溺爱，整天抱着孩子，睡觉也不分开，事事帮孩子解决，对培养孩子的独立性有害无益。于是从一个极端走到另一个极端：她们很少和孩子主动亲密，在孩子出生几个月以后就让他独自睡在自己的小屋里；孩子哭泣的时候，不去安慰；遇到困难让孩子自己去想办法解决；孩子做错了事情不问原因，直接让他面壁思过。这种为了让孩子尽早独立所采取的"军式化"教育，从表面上看，孩子似乎是独立了，也很少依赖父母了，实际上他的内心更脆弱、也更缺少安全感了。

我既不主张对孩子的保护过度，也不提倡对孩子不通人情地强行要求其独立，在如何保护和怎样放手之间，做父母的我们一定要把握好分寸。

回顾我们的一生，仔细地想一想：从刚出生时寻找母亲的怀抱，到长大成人后寻找家的温暖、生活的安稳、事业的平稳……可以说，这所有的经历都是在追求不同的安全感。如果说安全感的缺失是孩子心灵上的创伤,那么父母的爱和陪伴就是可以抚平创伤的最好的"良药"。这里的爱,包括对孩子的理解和耐心,还包括无条件地接纳和包容孩子的各种情绪和不良的反应。

我们总在说:孩子不知道父母有多么爱他们!但实际上,父母也永远不知道,你的孩子有多爱你!对于父母来说,孩子只是孩子,但对孩子来说,父母是天、是他们的全世界。安全感就像是孩子幸福的宝藏,决定了孩子一生关于幸福的潜意识的走向,也是父母能够给予孩子的最好的心灵成长的礼物。

如何让孩子摆脱不安和恐惧

我们生活的环境不是绝对安全的,父母对孩子的保护也是限的。父母能做的就是给孩子足够的爱心和支持,为他们提供安全的环境和心理上的安全感。

我们常说,家是人生的安乐窝,无论我们在外面受到多少委屈和伤害,家永远都是最安稳的避风港。对孩子来说,最安全的环境也是家,和谐、温馨的家庭氛围最能营造内心的安全感。父母之间即使发生了争吵也最好私下解决,不要在孩子面前制造紧张的气氛,这会给孩子造成心理上的压力和恐慌。

有的父母一看到孩子遇到危险或惊吓,就会很紧张地搂住孩子:"怎么样?宝贝!你没事吧?可把妈妈吓坏了!"这种过于紧张的反应只会加重孩子的不安全感,他们会觉得这个世界太危险了!那么,今后只要有点"风吹草动"就会感到不安和恐惧,还会习惯性地寻求父母的庇护,不敢独自面对外界。其实,这个时候,父母应该告诉孩子:刚才的危险只是一次意外,并且已经过去了,只要学会防范危险,世界终归是安全的。

孩子生来弱小,在遇到困难的时候难免会哭哭啼啼,经常会求助于父母和家人。有些父母不忍心看到孩子哭闹，就会帮他想办法解决。久而久之，孩子就会对父母产生依赖性，一旦离开了父母的庇护，就会不知所措、惶恐不安，这对培养孩子的独立生活能力是很不利的。

父母不可能一直做孩子的"保护伞"，我们要学会对孩子适当"放手"，让孩子有自己成长的空间，通过种种实践，锻炼其胆量和能力，让他能够独自去面对困难和挫折。只有这样，他们才能拥有强健的翅膀。要知道，一只"带线的风筝"永远不可能飞得更高。

但是，我说的"放手"并不是让孩子去冒险，而是让他们学会怎样去防范危险。父母不应表现得过于担心和焦虑，这样反而对孩子有害无益。我们只需要在一旁观望，必要时给予支持和鼓励，慢慢就会发现，孩子不再脆弱得遇到点困难就只会哭了。

我们常说，"最大的安全感来自自己"。与其等孩子长大了才费尽心思去弥补各种缺失，不如及早提高我们的意识，从小就培养孩子建立并拥有安全感。

值得欣慰的是，越来越多的准妈妈已经意识到了安全感对孩子的重要性，并且从孕期开始就把对胎儿安全感的培养纳入了瑜伽训练的计划。

那么，怎样通过瑜伽培养孩子的安全感呢？其实，当孩子还在母体中的时候，就可以通过瑜伽对他进行培养了。不过，这个时期培养安全感主要是为了保护胎儿的安危。妈妈在孕期做瑜伽就是给孩子最好的"胎教"。这个时候，宝宝与妈妈是一种共生的状态，妈妈的营养、心理和精神状况，都直接影响着胎儿最原始的安全感。

准妈妈可以通过练习一些简单的瑜伽体式，来缓解身体的不适和受孕的压力，这样更有助于顺利生产。准妈妈还可以和腹中的宝宝进行瑜伽式的交流，比如抚摩腹部、聆听瑜伽音乐、对着腹部说话，或是进行语音冥想。就像通过食物滋养胎儿一样，孕期的瑜伽练习就是增加孩子安全感的精神食粮。

孩子降生以后，一旦他意识到和妈妈不是一体的时候，就会感到失去了安全感。这时，妈妈可以通过亲子瑜伽对孩子进行抚触，或者和孩子互动训练，来建立新的安全感。在舒缓、轻柔、优美的音乐声中，妈妈与孩子彼此呼吸相融、彼此触摸，这种方式不仅能促进孩子身体的血液循环，增强身体的灵活性，而且能让孩子更加自信开朗、健康活泼。重要的是亲子瑜伽也是母子之间最好的"爱的沟通"方式，妈妈的智慧和灵性会顺着爱的能量传递给宝宝，不但培养了孩子最初的安全感，而且促进了母子感情的交流与默契。

当孩子渐渐长大，就需要独自去面对各种问题，在人生的道路上不断练习。通过瑜伽让自己的身心变得更强大，才是给自己最好的安全感。

我们要知道，不是因为世界安全了，我们才安全；而是因为我们先有了坚强的心脏和内在的安全感，这个世界在我们眼中才是那么的安全和美好！

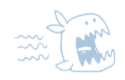

★乌兰老师秘籍★

提高安全感的练习:按摩与放松体式、骨盆区域的体式

相关练习: 毛毛虫式、茧式、蝴蝶式等。

解析: 随着剖宫产的人数越来越多,胎儿在出生时缺乏产道的挤压,就会变得敏感而缺乏安全感。刺激全身的体式,能够通过适度的刺激提高身心的承受力;按摩与放松的体式,能够舒缓因缺乏安全感而导致的身心紧张;海底轮位于骨盆区域,是人体整个能量系统的根,骨盆区域的体式可以增强根基的稳定性,有效地提高孩子的安全感。

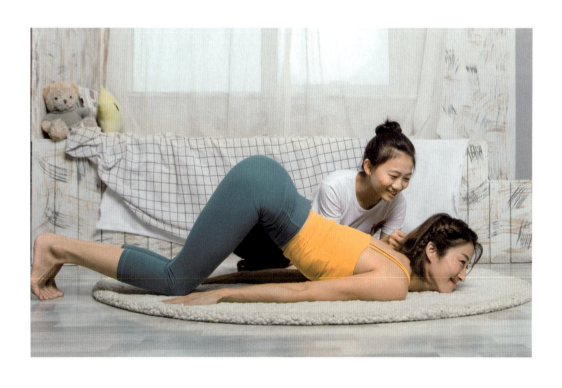

体式系列训练:毛毛虫式——茧式——蝴蝶式

【一只小小的毛毛虫匍匐在一片绿叶上,它慢慢地往前爬,一边爬行一边吸食着嫩叶汁和花蜜。经过一次又一次的蜕皮,毛毛虫慢慢地变强壮了,它把自己包裹成一枚柔滑的茧,在茧壳中慢慢地放松,沉睡过去。直到有一天,奇迹发生了,茧壳被撞破,一只美丽的蝴蝶从中飞了出来……】

① 毛毛虫式 Worm Pose

益处

毛毛虫式通过对全身的刺激,增强身体的力量和协调性,提高儿童心理的安全感,同时还能够促进儿童感觉统合功能的发育。

步骤

1. 俯卧,双手掌心向下放在身体两侧,下巴轻点地面;
2. 脚趾回勾,提臀向上,尾骨指向天花板,做出毛毛虫的状态;
3. 通过肩膀和身体的配合,向前蠕动。

注意事项

腹部内收,保护腰椎。

② 茧式 Cocoon Pose

益处

茧式能使儿童大脑快速平静,帮助身心放松,舒缓紧张和不安的情绪,提高安全感;按摩腹内脏器,促进消化。

步骤

1. 吸气,脊背挺直,跪坐在脚后跟上;
2. 呼气,将整个上半身贴靠在大腿上,前额触地,双手及小臂重叠,放在胸部下方,保持 5~10 个自然呼吸;
3. 双手撑地,上身回正。

注意事项

在保持体式的过程中,通过腹式呼吸法按摩腹内脏器,臀部不要离开脚后跟。

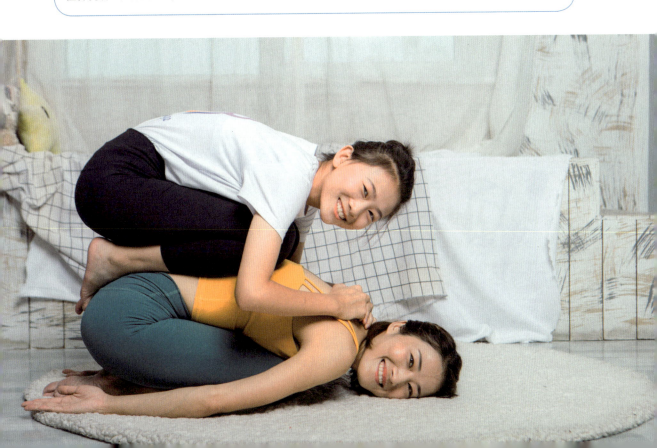

③ 蝴蝶式 Butterfly Pose

益处

蝴蝶式可以帮助儿童活化海底轮，蝴蝶展翅的动作可以训练儿童根基的稳定性和核心力量，有助于提高其安全感。

步骤

1. 山式坐姿；
2. 弯曲双膝，膝盖向两侧展开，脚掌心相对，让双腿像蝴蝶的翅膀一样；
3. 双手手指相扣，握住双脚，将脚后跟尽可能向会阴处拉近；
4. 吸气，延展脊柱；呼气，向两侧打开双膝；配合自然呼吸，像蝴蝶的翅膀一样上下弹动双腿；
5. 吸气，双手抓住双脚的外侧缘，一条腿慢慢向上伸直并抬高；呼气，在保持稳定的前提下，另一条腿也慢慢伸直并抬高，像展开的蝴蝶翅膀一样，保持3~5组自然呼吸。

注意事项

1. 挺直后背；
2. 弹动双腿时，试着让双膝触地；
3. 伸直腿时，注意保持身体稳定。

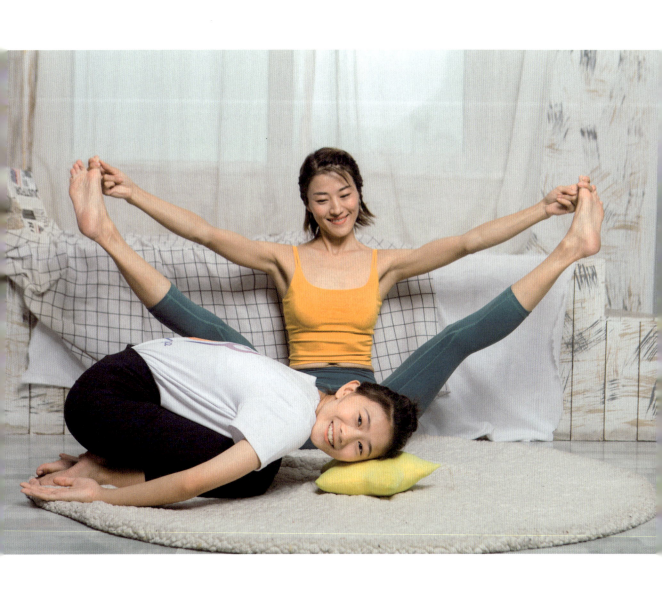

应对"熊孩子"有妙招

【焦点】

小凤生活在一个经济条件优越的家庭。父母忙于做生意,经常在外面奔波,小凤从小都是由老人和保姆看管和照顾,他们对小凤特别溺爱。由于家庭经济条件好,小凤可以要风得风,要雨得雨,他的任何需求都很容易被满足。因此,他变得十分骄傲和任性。

在幼儿园,小凤一直是班里最淘气的孩子,他不喜欢被老师管束,还经常欺负同学。他每次惹祸后,父母都用金钱和礼物去帮他解决。后来,老师实在没办法了,也懒得管教他了,任由小凤自由散漫地"混"到了小学。

上小学没多久,老师就把小凤的妈妈叫到了学校,向她反映孩子在校的各种表现:上课不认真听讲,无视课堂纪律;小动作特别多,摇椅子、咬铅笔、切橡皮、扔纸团、拉扯同学的头发等。课间四处捣乱,不是撞人就是推桌子,还经常欺负小朋友。班上的同学们都躲他远远的,不敢和他玩。老师无奈地说,小凤实在是太"多动"了,谁也约束不了他,建议妈妈对他多加管教。

回到家后,妈妈狠狠地批评了小凤,可没想到小凤却冲着妈妈手舞足蹈,根本就听不进去,被说急了,就乱发脾气,还把家里的东西四处乱扔。妈妈见状想起老师提到的孩子"多动",开始怀疑小凤是不是得了"多动症",于是,带着小凤到儿童医院进行检查,结果显示一切正常。妈妈很无奈,也很困惑:这"熊孩子"这么好动是什么原因造成的呢?到底该怎么管教他呢?

【正常的好动与多动症的区别】

1. 孩子的好动分场合和时间吗？

2. 孩子做事情有目的性吗？

3. 孩子有自己的兴趣爱好吗？

4. 孩子能够控制住自己的行为吗？

5. 孩子能与小伙伴相处友好吗？

如果大多数问题的答案是肯定的，那么，孩子基本都属于正常的"好动"。

【乌兰解析】

很显然，小风的好动源于家庭的教育。孩子在自己的家中充满了优越感，任何需求都会得到满足。在应该给孩子树立规矩的年龄段没有对孩子加以管束，也导致了孩子和规矩"对着干"的心理。父母应该反省一下自己的教育方式，尽早给予其正确的引导。

孩子太活泼，到底是"好动"还是"多动"

说起孩子"好动"，很多父母都显得束手无策。特别是一些淘气的男孩，经常会闲不住、爱折腾，一刻都不消停。于是习惯"贴标签"的父母就会产生怀疑：这孩子是不是得了多动症呀？

我想要说的是：千万不要随便给孩子贴上"多动症"的标签！要知道，这种贴标签的行为，对孩子的危害很大。标签贴上容易，想撕下来就很难了。孩子会在这种标签的暗示下，将好动的行为越放越大，会变得越来越严重。

对孩子来说，"好动"是其天性。从出生开始，孩子就对周围的环境充满了好奇，凡事都喜欢看一看、摸一摸。学会走路以后，更是有很多停不下来的小动作：攀爬、跑跳、追逐、打闹，这些都是孩子释放天性的方式。孩子在不断学习和探究这个社会的过程中，也会不停地寻找自己感兴趣的东西，加上精力旺盛，就像一个搞不定的"熊孩子"。

孩子的好动，也和性格与生理因素有关系。性格主要来自遗传，孩子从父母的身上肯定会遗传一些特点，比如父母的性格如果外向，孩子就会表现得活泼好动。生理因素主要是受分娩的影响，一些通过剖宫产生出的孩子，没有经过正常的产道挤压，神经系统没有得到应有的锻炼，出生后就会产生动作不协调、活动过度、自控能力差等问题。

当然，还有一些来自家庭教育的外因。比如，有的父母对孩子过分骄纵和溺爱，在应该给孩子树立规矩的时候置之不理，任由孩子发展，导致孩子形成自由散漫的习惯。当孩子进入学校以后，适应不了学校的行为规范和要求，就想要挑战这些规矩。"你越不让我干什么，我就越干什么。"课堂上不让说话，他就偏要说个不停；不让做小动作，他就偏要动个不停。这些都是孩子叛逆心理的表现。

其实,大多数孩子是因为对任何事物都感兴趣并勇于尝试的缘故才表现出好动,这样的孩子在长大之后,大多数会发展得很好。有很多成功人士和政治家,在小时候都是非常顽皮、好动的,正是因为拥有敢想敢做的个性,他们才能大胆地付诸行动,实现自己的梦想。

面对活泼好动的孩子,父母没必要太过担忧,也不要用成人的标准去要求他们,毕竟孩子的心理特征和成人不一样。我们应该对孩子的未来充满信心,要对其进行正确的引导而不是厌烦和阻止,否则很可能会影响孩子智力和心理的正常发展。

那么,如何判断孩子是"好动"还是"多动"呢?父母可以认真地观察一下孩子的行为,因为活泼"好动"的孩子,在陌生的环境中和面对陌生人的时候是完全能够控制自己行为的。

我曾经接待一位妈妈的咨询,当她向我抱怨孩子太过多动的时候,孩子却在我面前表现得十分安静,完全不像一个好动的孩子。但是没过多久,孩子熟悉了环境,就开始在我的办公室里四处探望,东摸摸、西摸摸,又在几个教室里来回窜动。于是我告诉这位妈妈,孩子的这些表现是正常的,因为患有多动症的孩子,是没有任何自控能力的,即便到了陌生的地方面对陌生人,他们也不会安静下来,还会经常在一些严肃的场合做出越轨的事情。

我注意到这个孩子对我摆在书架上的一个智力拼插玩具很感兴趣,于是取下来递给他。孩子拿到玩具很快就安静了下来,聚精会神地拼搭起来,完全没有理会我们的谈话内容。那么,这一点也是"好动"与"多动"的区别,因为活泼好动的孩子是有兴趣爱好的,一旦遇到自己喜欢的事情就会集中精力去做,并且不会受到外界的干扰。可是"多动"的孩子几乎没有什么感兴趣的事,也很难集中精力去做一件事情。

活泼"好动"的孩子，做事情都是有一定目的性的。他们之所以会在人前表现得特别好动，大多是为了想吸引大家的注意力，增加对他的关注。但是"多动"的孩子是毫无目的性的，比如上课的时候，他会无视课堂的纪律，不由自主地做各种动作，有时候会擅自离开座位，干自己的事情，甚至搞破坏。

和同龄的孩子相比，"多动"的孩子表现得很不成熟，他们通常做事冲动、不顾后果。比如他们在过马路的时候，不管有没有车，都会横冲直撞，完全不考虑后果；当他们感到不满或受到刺激时，很容易发脾气甚至做出一些过激的行为，缺乏控制自我的能力。

如果孩子经过医生的确诊被判定为患有多动症的话，父母也一定要调整好心态，不要以悲观痛苦的心态去面对这个问题，因为多动症并不是难以治愈的，除了一些先天的因素外，很多孩子的多动问题都是由于各种心理问题引起的，我们不要把孩子的"多动"挂在嘴边，也不要把孩子当成病人对待，而要把它当作是孩子成长过程中的一种挫折，帮助孩子一起积极地面对和治疗。

附：少儿多动症的测试

患有多动症的孩子，大多数的智力是不存在问题的，但是这些孩子却很难完成精细化的动作。医学上有一项判断少儿多动症的方法，称作神经软体征的检查，其中包含一些手眼协调性的动作。如果父母怀疑孩子有多动症的倾向，可以让孩子先测试一下。

1. 指鼻测试：让孩子分别用左手和右手的食指指自己的鼻尖，在双眼闭合、睁开的情况下，各指鼻尖5次，观察孩子动作的协调性和速度。

判别：如果孩子出错多，动作笨拙，尤其在闭眼的情况下，那么就有可能患有小儿多动症。

2. 翻手测试：让孩子坐于桌前，两手平放于桌面。先将手掌朝下，拇指沿桌边下垂，其余四指并拢，随后尽快地翻动手掌手背。

判别：翻手时如果不让摆动肘部，孩子就出现动作笨拙，乱翻一气，两手小指均无法和其他四指并拢，则有可能患有小儿多动症。

3. 点指测试：

让孩子一只手握紧拳头，另一只手则用拇指依次触碰其他手指的指端。然后换手，重复这一套动作。

判别：如果孩子的动作不连贯、不灵活、错误多，则有可能患有小儿多动症。

怎样应对"好动"与"多动"的孩子

我先说说生活中常见的那些爱动的"熊孩子"。相对于性格内向、不敢表达的孩子,活泼好动本来是一件好事,但是如果孩子总是表现得过于活跃,让大人跟不上他上蹿下跳的节奏,那么,大人除了身体疲累之外,也会感觉心累。怎样才能应对孩子的"好动",让他们安静下来呢?

我的建议是:想让孩子静下来,就先让他们动个够!也许有的家长会疑惑:这样一来,孩子不是变得越来越好动了吗?我们不妨反过来想一想,既然好动是孩子的天性,那么,我们越想要压制结果反而会越得不到控制。父母一旦学会了放手,效果反倒会更好。比如,孩子一出门就喜欢疯跑,我们也总在身后追赶,还嚷着"不要跑啊,当心摔跤",可孩子只会跑得更欢,因为他们觉得这太有趣了。即便孩子被强制要求静下来,但因为其精力旺盛,一旦脱身就会更加难受约束。父母不妨调整一下策略,不去干涉,在保证安全的前提下多给孩子一些运动的机会,让他们去释放精力和能量。

运动是能够帮助孩子控制自我的最佳"良药"。因为运动会促进人体分泌一种叫做多巴胺的神经传导物质,进而给人带来愉悦感,而目前针对多动症的药物,其实就是为了增加大脑中多巴胺的含量。所以,运动本身就具有治疗"多动"的特效,并且比药物更加安全。运动后,大脑得到足够的刺激,神经系统就会稳定下来,孩子自然会安静下来。

好动的孩子通常很难集中注意力,心思过于分散,自然很难安静下来,也就无法控制自己的行为。儿童瑜伽就非常有助于控制孩子的好动,通过"调身""调息"和"调心"不但能充分调动孩子的头脑和注意力,还能消耗掉孩子身上多余的精力。

怎样通过瑜伽来应对爱动的孩子？我记得有一个特别爱动的男孩，在上第一次瑜伽课的时候，是完全不受控制的。其他小朋友都可以安静地坐着，听我的口令，只有他不停地动，东跑西跑，根本停不下来，还影响到了其他的孩子。课间休息的时候，我找到孩子的父母，向他们了解孩子的基本情况，想分析出孩子爱动的原因：到底是由于他的年龄特点还是他自身的问题？

如果只是这个年龄段孩子的特点，那就不是问题，只要找到孩子的兴趣点，抓住他的注意力，这个问题自然就能解决了。在和其父母的沟通中，我知道了这个孩子很喜欢车，这就是一个切入点，于是我走到孩子身边，拉住他问："你跑累了吗？想不想喝点水？""老师今天看你很使劲地跑，有一个柱子还被你安全地绕过去了。你开心吗？"很显然，这些问题对这个孩子来说并不奏效，他一点儿也没有想要停下来的意思。

"下面我们要玩一个有趣的游戏，所有小朋友都希望你一起参加，你愿意参加吗？"当我说到这里，孩子明显放慢了动作，并且犹豫了一下。

"老师知道你很喜欢车，对吗？我们和小朋友们一起变成车来玩可以吗？"这时孩子很快停了下来，对我的建议表现出感兴趣的样子。

儿童瑜伽本来就是一门提高身体语言的课程。当我把它和车结合起来，变成了一个"欢乐过山车"的游戏，这个孩子很快就能接收我的指令了，在游戏过程中表现得也很认真，也不再乱动乱跑了。瑜伽的动静结合、快慢有度，让孩子从中学会了怎样去平衡精力。之后的每一次课，这个孩子都表现得十分配合，并且一直坚持了下来。

再来说说那些真正患有"多动症"的孩子。我曾经接收过患有轻度多动症的孩子。由于孩子自身的症状，他学习儿童瑜伽和接受相关训练的过程非常的艰难。为此，我花了大量的时间去设计和定制训练的课程，我先通过唱诵和音乐让孩子慢慢地平静下来,再指导调息以平复他的情绪,在体式练习上注重开发孩子身体的平衡能力、空间感和自身的觉知力,同时还要让他保持一种放松的状态。

在整个辅助治疗的训练中,重点应放在提高孩子的静坐能力,扩大他的注意力的范围,让他慢慢学会自我冷静,并能保持一种稳定的活动状态。我也从始至终保持着与孩子目光的接触和互动,用微笑去感染他,终于我看到了孩子回应给我的笑容,这让我无比欣慰……

除了课堂的训练之外,父母也可以做孩子的"家庭治疗师"。要知道,除了服用针对多动症的药物以外,饮食和规律的生活习惯也是非常重要的,这需要父母长期培养和矫正。父母要有耐心和信心,全心全意地陪伴在孩子身边,帮助他们逐渐走出多动症的困扰。

不管是停不下来的"熊孩子",还是真正患有"多动症"的孩子,都需要一个健康的环境,给他们运动的空间、足够的时间和心灵上的指引,最终,他们会拥有一个健康美好的未来。

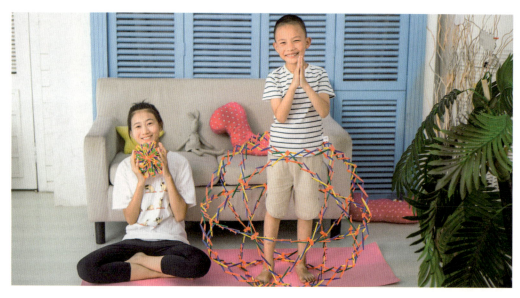

★乌兰老师秘籍★

调整情绪、增强耐心的练习：后弯类体式、力量训练类体式、扭转类体式、吼叫类体式、呼吸法

相关练习：太阳式、树式、船式、狮子式、鱼式、蝗虫式、兔子呼吸法等。

解析：要调整儿童的情绪，可以通过后弯类体式来释放身心的压力，通过力量训练类体式提高儿童身心的承受能力和耐心。扭转类体式通常被称为"快乐体式"，能够增强脊柱弹性，并能够释放过度的紧张与焦虑。吼叫类体式、呼吸法的练习对于调整情绪也有立竿见影的效果。

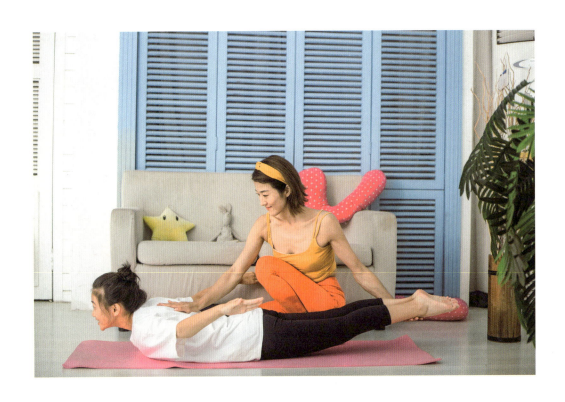

体式训练一：太阳式 Sun Pose

【又是新的一天，黑暗即将过去，万物正在苏醒，面向东方，等待新生的朝阳……少而好学，如日出之阳，让我们嘴角向上，拥抱太阳，让生命如阳光般灿烂……】

益处

太阳式通过伸展身体，能刺激脊柱和活化神经，提升上行气的能量，增强孩子的自信和愉悦感。

步骤

1. 山式站立；
2. 用鼻子吸气，抬起双臂向上，迎接太阳，手掌心相对，眼睛目视指尖；
3. 用嘴巴吐气，双臂落回体侧，同时嘴巴呈微笑状，发出"哈——"的声音；
4. 重复 3~5 组练习。

注意事项

1. 高举的手臂要远离耳朵；
2. 肩膀要向下沉，腹部微收。

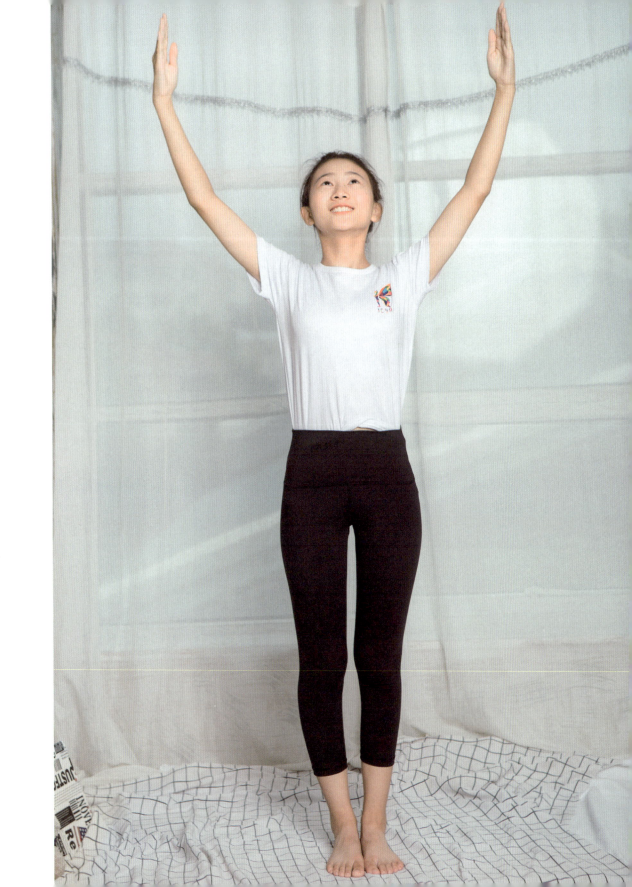

体式训练二：划船式 Rowing Pose（源于船式）

【让我们荡起双桨，小船儿推开波浪……划呀划呀，和一群小鸭比赛啦！】

 益处

划船式能增强腹部、背部及腿部的力量，强化核心肌群，训练意志力，增强耐心。

 步骤

1. 山式坐姿，弯曲双腿，双脚慢慢抬离地面；
2. 双手置于膝盖外侧，像划船一样，慢慢摇动手臂

注意事项

腹部收紧，背部展平，颈部放松。

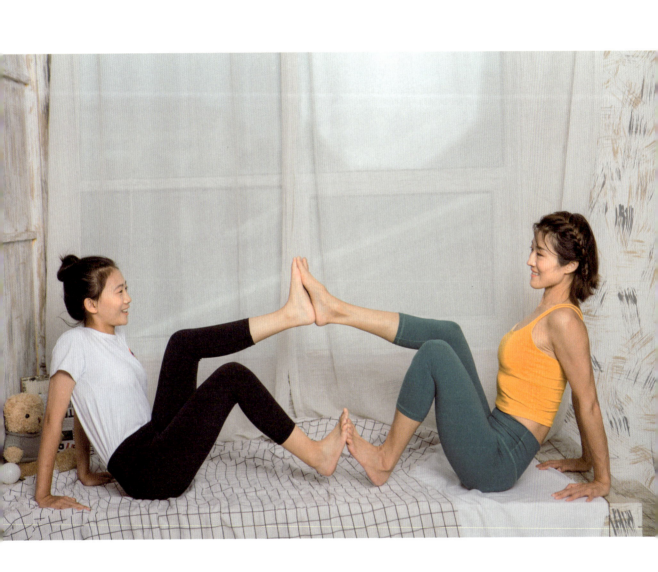

呼吸训练：兔子呼吸法

益处

兔子呼吸法能化解抑郁、悲伤的情绪，使儿童的心理恢复安定和平静。

步骤

1. 端坐于垫面，嘴巴呈亲吻的唇形，唇部上侧靠近鼻尖，用鼻子吸气，用嘴巴吐气，重复3组练习；
2. 鼻子快速地吸两次，嘴巴吐气并发出"哈"的声音，重复3组练习；
3. 鼻子快速地吸三次，嘴巴吐气并发出"哈"的声音，重组5组练习。

注意事项

鼻子快速地吸气，嘴巴深深地吐气，结束后调整为自然的呼吸。

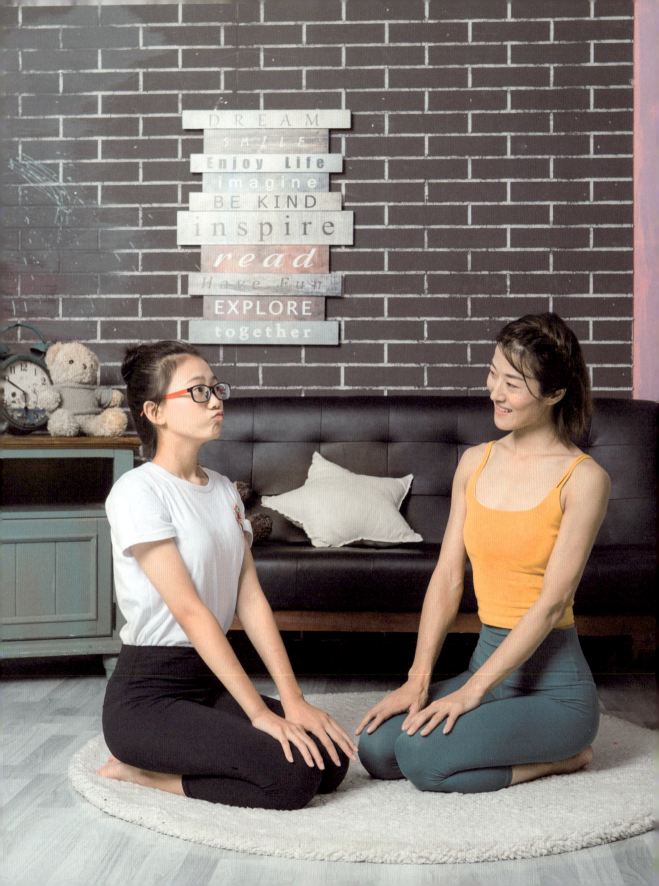

进入孩子的"封闭"世界

【焦点】

小米是个聪明可爱的女孩，乖巧听话，很爱学习。可就在她上小学二年级的时候，父母离婚了，她被判给了工作和收入更加稳定的爸爸。可爸爸总是很忙，经常出差，于是就把奶奶接到家中来照顾小米。

每天奶奶接送小米上下学的时候，小米总是特别担心被同学指指点点，更害怕见到其他的孩子和父母在一起的欢乐场面，总是低着头走路。渐渐的，小米越来越不爱说话了，上课没有心思听讲，下课闷着头一个人坐在角落里，和以前的小伙伴也疏远了，总觉得自己是不受欢迎的。

不到半年，爸爸再婚了，给小米带来一位新妈妈和一位新弟弟。家里热闹了，可是小米觉得更孤独了。她想要去找自己的妈妈，于是从学校偷偷地溜走了，自己坐公交车找到妈妈的单位，却发现妈妈的身边也多了一位叔叔。小米伤心极了，感觉自己被父母抛弃了。

回到家里，爸爸对她大发了一顿脾气，原来，老师把小米逃课的事通知了她的爸爸。小米什么话都不说，把书包一丢，直接进了房间。爸爸一气之下，打了她一巴掌，小米捂着脸，生气地推开门跑了出去。

爸爸追出门来在附近找了很久也没有找到小米，着急地给小米的妈妈打了电话，小米的妈妈赶过来分头去找还是没有找到小米。天黑了，父母二人坐在小区的长椅上，开始自责和反省，后悔对孩子太缺少关心了。这时爸爸接到了派出所打来的电话，说孩子一个人坐在电影院门口哭泣，被工作人员发现了，担心孩子出事就送到了派出所。见到了小米，爸爸妈妈激动地搂住了她："孩子，对不起!是爸爸妈妈错了!"

【乌兰解析】

　　家庭的破碎对于孩子造成的影响是不可估量的,孩子会认为离开自己的妈妈或爸爸不爱自己了。即便是重组了家庭,如果处理不当,也很难弥补孩子内心的缺失。所以单亲家庭的孩子很容易产生强烈的孤独感,从而封闭自己的内心,一旦被刺激,往往会做出一些极端的事情。父母离婚后不能忽视孩子的感受,要尽可能地抽出时间陪伴孩子,给孩子应有的呵护和关心。

警惕孩子的"心理孤独"

都说家是温暖的港湾，无论我们漂流多远都有靠岸的时候。可是现代社会的家庭中却出现了越来越多的孤独儿童，这种现象不止存在于单亲家庭，双亲家庭中也同样存在。

很多父母也许会说，如今生活条件优越，每个孩子都是全家的宝贝，他们拥有数不清的玩具和书籍，上最好的幼儿园，有那么多同龄的小伙伴，游乐场所又那么多，哪里有会孤独的孩子呢？

可事实是今天的孩子面临着更多的是"成长的孤独感"，他们的生存空间和居住环境已无法与曾经的我们相比，空气污染、车流拥堵、高楼林立等问题在人与人之间隔离了一道道的屏障。一些交通安全、公共隐患、社会犯罪等问题也让这个社会充满了各种不安全的因素。

除了社会环境带来的孤独感以外，更多的孤独感来自孩子的成长方式。孩子从一出生就会把第一份感情连接到最亲密的父母身上，可父母每天被快节奏的生活所羁绊，社会的压力让他们疲惫不堪，常常无暇陪伴孩子，回到家中，也放不下手机、电脑和网络。孩子因此感受不到来自家人的温暖。这种最亲密的依恋关系有了缺失，孩子就会失去安全感，很容易产生强烈的孤独感。

这些孩子大多数都是独生子女，从小就缺少同龄的玩伴，上学以后更是忙于学习，闲暇的时间少得可怜，大部分时间只能宅在家中，根本没有时间去认识新的朋友。这种单调的生活更加深了孩子的孤独感，长此以往，性格就会变得孤僻、胆怯、偏激，不愿与他人相处，对于亲情的冷漠也越来越习以为常……

不可否认，大部分家长对孩子都是真心关爱的，可是教育方式和表达情感的方式是否合适，却对孩子有着极大的影响。比如，一些家长为了望子成龙，采用了各种方式和手段强迫孩子学习；还一些家长在物质方面对孩子极尽满足，却忽视了孩子心理上的需求……这些都会造成孩子情感上的失衡。

要知道，孩子从出生到长大成人，除了需要物质上的养分之外，更需要来自父母的"精神营养"。如果从小缺少父母的陪伴和爱护，即便父母双全、家庭完整，孩子的内心也会始终处于一种被孤立的状态。随着年龄的增长，孩子的心智发育也越来越健全，这时候如果孩子接收到的外界信息超出了其内心所能承受的范围，就会出现心理上的失衡和交流上的障碍。

网络科技的发展，使得孩子接触电子产品的机会越来越多。我见到过很多孩子长时间沉溺于电脑、手机构建的网络虚拟世界中。表面上看，孩子能在虚拟世界中找到精神的寄托，得到心灵的满足，可事实上，长时间地远离现实世界，只能导致他们的内心更空虚、性格更孤僻，因为在现实生活中，他们经常找不到真实的存在感。

一个内心孤独的小孩，会因为缺乏安全感，对周围的一切常怀戒备之心，不相信身边所有的人。他们通常会比别的孩子产生更多的情绪问题，注意力很难集中在学业或者其他重要的事情上。长大之后，他们会不自觉地"戴着面具"生活，隐藏内心的孤独。而这种孤独感需要经过很长时间的自我修复才可以慢慢地缓解，甚至有可能陪伴终身。

在孩子的成长中，有孤独感并不可怕，但是父母千万不能忽视孩子心中存在的这道孤独的心理阴影。当孩子的性格突然变得和从前不一样了，或者出现一些异样的行为，比如攻击他人、破坏东西、乱发脾气或者睡觉时尖叫，父母一定要提高警惕。因为如果长期的心理压抑得不到排解和释放，很可能会导致对自我世界的封闭，严重的话还会转化为忧郁症，危害到孩子的身体健康和正常的生活。

所以，不管家庭完不完整，父母对孩子的爱不能缺失。让我们伸出双手，给孩子一个温暖的拥抱吧！别用冷漠和忽视封锁了孩子的心门——愿每一个孤独的小孩都有人陪伴。

怎样帮助孩子走出孤独的阴影

都说父母是孩子的老师，我想说父母更像是一座灯塔，当孩子迷失于黑暗中，就需要为他照亮前行的方向，帮助他们走出孤独的阴影，驶向光明、温暖的海岸。

那么父母如何做好孩子的指路灯塔呢？我们都知道，个性孤独的孩子通常都很胆怯、不爱说话，更不善于与人交往。要打开孩子的心窗，就要培养孩子敢于表达的习惯和能力。

首先，要为孩子创造一个平等和谐的家庭氛围，在和孩子沟通时也要注意方式、方法，尊重孩子的想法，适当地让孩子发表意见，不要凡事都摆出居高临下的态度，这样更有利于帮孩子树立信心，让他敢于表达。如果发现孩子有反常的行为，要及时对孩子进行心理上的辅导和疏通，否则一旦错过时机，等到孩子心理上的孤独形成习惯甚至成为病症以后，要改善就会非常困难。

其次，要消除孩子内心的孤独感，还要教会他怎样去结交朋友。父母应该多鼓励并引导孩子，带他们走出房间，亲近自然，体验社会，找机会去接触同龄的小伙伴，学会玩耍、学会交际、学会分享。比如，鼓励孩子去邻居家或同学家里串门，或者把对方邀请到家里来，和孩子一起分享图书、玩具或可口的食物，让孩子去感受交友的快乐。时间久了，孩子内向的性格就会逐渐得到改善，朋友多了，自然就少了孤独感。

最后，心理学家指出，有针对性地选择体育运动，能够弥补各种性格和情感上的缺陷。所以多让孩子参加体育运动，是改善孩子性格最有效的方式之一，有助于开启孩子的内心。尤其是一些需要集体参与的球类运动、户外游戏、儿童瑜伽等，不但能提高孩子的身体素质，还能让他们学会协调与合作，改变对自己和他人的认知。

比如，注重身心平衡的儿童瑜伽，不仅是一个运动体系，更是一个精神体系。孩子可以通过对身体的练习，达到在精神上的成长。我们可以通过一些体式来改善身体的协调性，还可以借助意识的练习、放松和冥想的结合来提高孩子的自我调节能力，从中去寻找引发痛苦的根源，最终达到一种身体和精神的觉悟。

在一些互动的游戏环节，可以让父母和孩子一起来完成，也可以和其他的孩子集体合作，游戏的乐趣能让孩子释放快乐，而合作的体验能让孩子认识到自己在集体中的重要性，从而打破自己与他人之间的心理屏障。

据美国国家公共电台报道，在幼儿园及小学的课程中，每天增加一节瑜伽课，能够有效地减少孩子们的社交困难、攻击性和多动的行为。纽约大学的职业治疗教授也指出，瑜伽对于一些有特殊需要的孩子也非常有效，比如，瑜伽治疗法可以帮助患有自闭症的孩子减轻压力，起到辅助治疗的作用。

我曾经通过瑜伽疗法对一些患有轻度自闭症的孩子做过实践训练。由于病因的复杂性和多样性，每个孩子的情况都不一样，针对他们的方案也会有差异。大多数自闭的孩子因为心理上的障碍，在训练的初期都不会很配合，所以一开始不必急于训练，要先想办法稳定住孩子的情绪，并且和孩子建立一定的信赖感。

比如，我让孩子放松地坐下来，然后坐在他的身边，轻轻地抱住他，用轻柔的话语安慰他，给他做放松按摩……等孩子的情绪得到了放松，并且开始聆听我的问话时，再开始下一步的训练。

自闭的孩子通常都存在很大的语言障碍和认知障碍，而瑜伽的治疗并不依赖于语言能力或认知能力，它更加注重心理上的平衡，通过故事或游戏的导入，孩子更容易理解和接受。所以这种疗法非常适合孩子，它能够打破孩子身体或其他方面的发育障碍，唤醒身体上的觉知。

我在观察这些具有特殊问题的孩子时，发现有不少被"标签"为自闭的孩子其实只是存在着自闭的倾向，这样的孩子通过心理治疗和行为矫正，很快就能得到康复。不过对于已经患有自闭或情绪行为障碍的孩子来说，则需要长期不断地坚持和实践，严重者必须要配合医学的治疗，才能收获最好的效果。

目前，瑜伽已经被广泛应用到神经学、生理学和医学等科学领域，作为一种老少皆宜的身心疗法，瑜伽的能量和疗效也被越来越多的专家和学者所认可。所以我很有信心，也希望通过瑜伽提供给孩子更多心灵上的指引，帮助他们觉知自身、安住自我，激发本性的光彩！

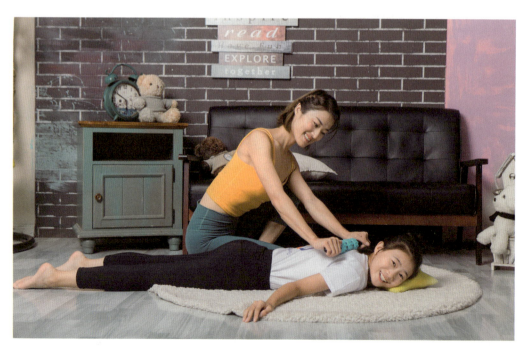

★ 乌兰老师秘籍 ★

调整心理问题的练习：倒置类体式、刺激胸部和喉咙的体式、平衡类体式、呼吸法、抚触训练

相关练习： 骆驼式、肩倒立式、鱼式、弓式、羽毛呼吸法、触觉刷抚触法等。

解析： 患有自闭症的儿童常常伴有触觉失调，触觉的敏锐度会影响大脑的辨识能力、身体的灵活度以及情绪的好坏，可以通过抚触训练帮助缓解触觉失调引发的各种问题。另外，这类儿童还存在着表达困难和一些免疫系统的缺陷，需要通过一些体式和呼吸法活化心轮和喉轮（喉咙处，七脉轮中的第五脉轮），帮助他们接收能量、提高表达能力，同时增强身体的免疫力。

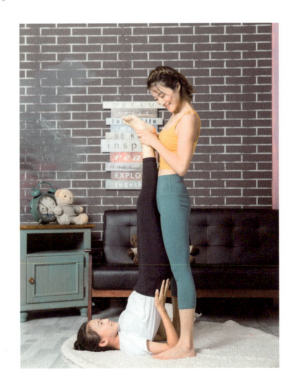

体式训练一：骆驼式

【风沙漫漫，一只穿越沙漠的骆驼，一路长途跋涉，寻找着生命的绿洲……】

益处

这个体式能够活化心轮和喉轮，刺激胸腺和甲状腺，改善呼吸系统；增强脊柱弹性，滋养神经系统；改善气血循环，使身心更为警醒；圆肩、驼背、双肩下垂等不良姿态也能够在这个体式中得到矫正。

步骤

1. 跪立在垫面上，双膝分开与髋同宽，手臂自然垂放身体两侧，挺直脊柱；
2. 双手托住髋部，吸气，将骨盆轻轻向前推，臀部肌肉收紧；
3. 上半身慢慢向后弯曲，用右手触摸右脚跟；
4. 呼气，将左手放在左侧的脚跟上，头颈向后伸展，尽可能向上伸展胸腔，在这里保持几组自然呼吸；
5. 吸气，双手依次托住后腰部，缓慢起身；
6. 呼气，臀部坐在脚跟上，身体和手臂向前伸放于地板上，额头抵地。

注意事项

如果孩子无法独立完成，可以由老师或父母帮助其完成。

DREAM
SMILE
Enjoy Life
imagine
BE KIND
inspire
read
Have Fun
EXPLORE
together

体式训练二：鱼式

【鱼儿鱼儿水中游，游来游去多自由，从小溪游向海洋，游过不同的河流……】

益处

鱼式在活化心轮和喉轮的同时，还能通过伸展脊柱，刺激胸腺和甲状腺，改善呼吸系统，同时也锻炼了前庭觉。

步骤

1. 仰卧，双腿伸直并拢，双手掌心向下，放在臀部下方；
2. 吸气，将头部和胸部抬离地面，弯曲手肘撑地；
3. 呼气，继续抬高头部和胸部，眼睛看向天花板；
4. 吸气，头部和胸部回正，眼睛看向前方；
5. 呼气，上半身慢慢落回到垫子上。

注意事项

手肘保持稳定，根据手肘的稳定性，降低胸部的位置。

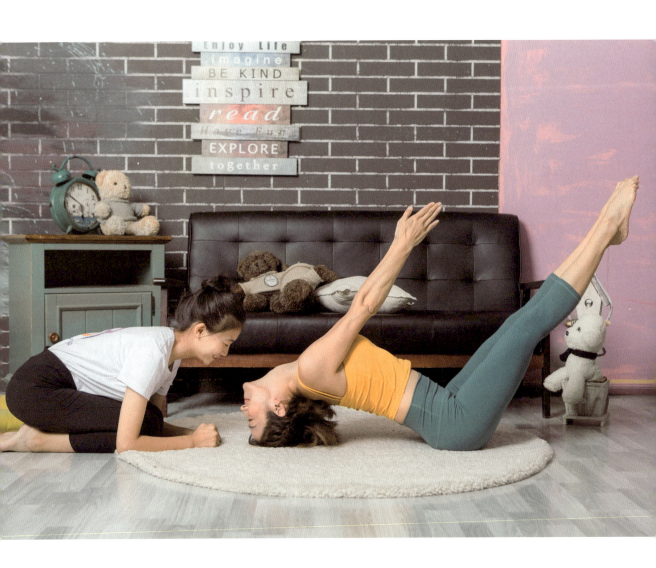

139

呼吸训练：羽毛呼吸法

【小小羽毛飞上天，借着风儿四处飘，风儿风儿不要停，让我飞到想去的地方……】

益处

吹羽毛的过程能够增加肺活量，锻炼前庭觉，提高语言沟通与表达的能力，同时，还能给孩子带来愉悦的心情。

步骤

准备轻盈的羽毛，每人一根，抛向天空；抬头向上，用嘴巴吹羽毛，不要让羽毛掉落下来；根据羽毛在空中的高度，来掌控呼吸的快慢和频率，头部灵活地旋转，眼睛专注于羽毛。

注意事项

选择无障碍物的空间，保证孩子的安全。

抚触训练：触觉刷抚触法

益处

使用触觉刷可以唤醒孩子身体的触觉反应，改善触觉的失调和敏感度，并能舒缓和释放情绪。

步骤

1. 准备一把触觉刷，对孩子的四肢和背部进行抚触，每个部位顺毛刷一次（不能前后重复地刷）；
2. 刷的顺序为：手臂→手掌→手背→背部及肩膀→臀部→大腿外侧→小腿外侧→足底→足背；
3. 刷完以后，每两个关节给予关节压缩10次。
①肩膀→手肘→手腕→髋关节→膝关节→脚踝
②手指、脚趾各拉3次
③胸部前后压3次
④脊椎压2次、肩膀10次

注意事项

1. 面部、颈部、腹部不可以刷（因为在脏器周边有很多神经节，刷腹部会使神经系统处于不安状态）；
2. 不适用于两个月以下的婴儿；
3. 6~24个月的婴幼儿适合用白色的刷子，可以刺激皮肤的表层；24个月以上的幼儿可以用黑色的刷子，能刺激到更深层的神经和关节，对于大龄儿童效果更好。

YOGA

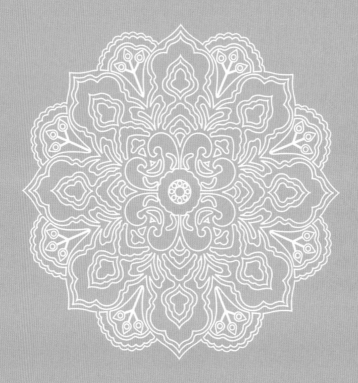

第四章

寓教于乐，让孩子站稳在人生的起跑线上

孩子的人生，一定不是一场百米赛跑，而是一场马拉松长跑。为了"不让孩子输在起跑线上"，有多少父母推着孩子你追我赶、前赴后继……然而，没有一场马拉松是赢在起点的。孩子跑得快与慢、赢或者输都不是关键，有没有站好线、有没有跑错道其实更重要。

所谓的"起跑线"不过是每个人心中的标尺。专注未来、放飞自我，做最好的自己，每一天都是新的起点。

专注的力量，让孩子有效学习的关键

【焦点】

学校门口，几位等候孩子放学的家长正在聊天，聊到孩子写作业的问题时，不由得纷纷倒起了"苦水"。

"孩子写作业时根本坐不住，坐下不到几分钟，一会儿吃东西、一会儿喝水，没写几道题又要上厕所，简直花样百出！"

"我们的孩子也是，总是边写边玩、拖拖拉拉的，写一会儿又去看书、看电视，每次都得催催催，简直有拖延症啊！"

"我们怕影响他写作业，电视都不敢开。结果一检查，好多题都不对，他连题目都没认真看，太粗心了！"

说到考试，家长们更是又生气又头痛。

"考试之前总是千叮咛万嘱咐，一定要抓紧时间、认真写，可每次卷子发下来，不是有错题就是没写完……"

"每次考完回家，我都会把错题给他讲好几遍，结果下次他还是犯同样的错误。你们说气不气人！完全不长记性！"

家长们发现这些问题是很多孩子的通病，这到底是因为拖延症？粗心大意？还是记性不好呢？

【状况表现】

1. 上课听讲不认真,容易走神、发呆。

2. 在学校课业活动、日常生活或其他活动中经常三心二意、粗心大意。

3. 总是心不在焉,容易被外界的刺激转移注意力。

4. 做事、做作业总是拖拖拉拉,喜欢开小差。

5. 作业、试卷上错误百出,学习成绩较差。

【乌兰解析】

类似这样的抱怨相信很多家长都有过,而且往往都是相同的状况。从家长们的描述中,可以得出一个推论:这些都是孩子缺乏专注力的表现。作为家长,一定要认识到专注力的重要性,并且要给予孩子良好的环境,并有意识地对其进行培养。

决定孩子未来的不是成绩而是专注力

在信息不够发达的年代,我们的学习资源非常有限,能吸收的外界信息也很匮乏,基本上只能依靠课本和老师的传授。在现今的社会中,信息资源和学习平台丰富多样,各种教学方法和教育体系也层出不穷,可为什么很多孩子的学习成绩总是难以提高?学习问题更是层出不穷?到底是什么原因呢?

很多家长百思不得其解,头痛之余,就会怀疑:是孩子没用心学?还是不如别的孩子聪明?还是对学习一窍不通?其实,只要细心观察那些成绩突出的"学霸",就会发现,他们并不一定比其他孩子更聪明、更努力,但是为什么他们学什么都快?学什么都能学好?原因就在于"学霸"的专注力要比其他的孩子强很多。

什么是专注力?也就是我们常说的注意力。它是决定孩子智力的五大基本要素(注意力、观察力、记忆力、想象力、推理力)之一。专注就是把视觉、听觉、触觉等感官集中在某一事物上,不断地思考、分析,达到认识该事物的目的。比如,我们所知道的成语"专心致志、全神贯注、聚精会神、一心一意、心无旁骛"都是用来形容专注的。

在孩子学习的道路上,专注力就像是一扇心灵的天窗,窗口开得越大,能够吸收的知识就越多。同样在学习,专注力强的孩子就很容易"进入状态",学习起来会感觉很轻松;而专注力弱的孩子,往往容易受到外界信息的干扰,一旦注意力涣散或无法集中心思,心灵的天窗就会被关闭,一切有用的知识信息都无法进入,也就是家长们常常抱怨的"不开窍",不但无法学习其他的特长,而且连学校的课业都难以应对。

大多数父母都只关注孩子的智商和学习成绩,却忽视了专注力的重要性。

要知道，专注力不仅会影响孩子的学习，还会左右孩子未来的发展方向。正所谓"书痴者文必工，艺痴者技必良"，把所有的时间、精力和智慧凝聚在一起，就能最大限度地发挥积极性、主动性和创造性，必然做什么事情都能达到极致。所以，拉开孩子之间差距的不是智商也不是成绩，而是专注力。

美国心理学家丹尼尔·戈尔曼（Daniel Goleman）曾说过，专注力比智商更能影响一个人的最终成就。这也是很多成功人士的共识，比如微软创始人比尔·盖茨和"股神"巴菲特，他们对于事业成功的原因，都给出过相同的答案，那就是"专注"。

国内一项针对儿童专注力的追踪调查结果显示：处在同一智力水平的孩子，专注力强的大多数在成年后成为各个领域的优秀人才；而专注力弱的大多数在成年后的生活和工作都不是很顺利。这说明，从小缺乏专注力的孩子，以后也很难在某一领域有所成就。

了解了专注力的重要性，我们一定很想弄清楚为什么孩子总是很难专注做一件事？同样年龄的孩子为什么专注力会存在差别？早期教育专家认为造成孩子专注力不足的原因是多方面的，比如家庭环境、教育方式等。

我们有没有注意到这样一个现象：大多数孩子的不专心都表现在上课、做作业等学习的时候，可是他们在看动画片、打游戏、玩玩具的时候就很专注。这说明孩子能够专注做的事一定是他非常感兴趣的事情，而在学习的时候不专心，很可能是因为他对所学的课程兴趣不足，或者是在学习上存在理解困难的情况，"因为没听懂，就听不进去了"。所以，父母不妨试着和孩子多沟通，了解一下问题的症结，再"对症下药"。

大多数孩子爱玩好动，喜欢新鲜的东西。比如，妈妈新买了一个玩具，孩子刚玩了几天，爸爸又买了一个新玩具，于是孩子很快就放弃之前的玩具，对新的玩具产生兴趣。家长不停地买，孩子就会不停地"喜新厌旧"。在父母看来，孩子这是"三分钟热度"的表现，其实是因为过多的选择分散了孩子的注意力，让他无法专注地玩某个玩具。

学习方面也是这样，正常的课业加上各种课外的辅导、培训，过多的任务只会让孩子手忙脚乱。有的家长还会因为孩子不专心做练习或者作业总是出错，就拿多练、多写来惩罚孩子……我们试想一下，如果孩子上学没空玩、下课写不完作业、考试像过独木桥、做错还要受惩罚，怎么可能对学习投入兴趣和专注力呢？

孩子的习惯好不好，父母的影响少不了。父母身上存在的一些不良习惯经常会影响到孩子，比如一边吃饭一边看电视，陪孩子写作业的时候玩手机，这样做既影响了孩子吃饭和写作业，又破坏了孩子的专注力，同时孩子也会养成一心多用的坏习惯。

父母与其牺牲大把的时间时刻"盯牢"孩子，不停地"抱怨""唠叨""指手划脚"，不如多些耐心，有针对性地去培养和提高孩子的"定力"，让孩子走出属于自己的成功的人生。

附：各年龄段孩子应达到的专注时间标准

4 岁：5 分钟

5 岁：8 分钟

6 岁：11 分钟

7 岁：14 分钟

8 岁：17 分钟

9 岁：20 分钟

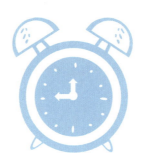

如何提高孩子的专注力

爱因斯坦曾说过：兴趣是最好的老师。对孩子来说，他们的专注力在很大程度上受兴趣的控制，我们不妨把培养孩子的兴趣与培养专注力结合起来。无论孩子学习什么，都要注意调动孩子的兴趣，只要有了兴趣，孩子就很容易专心并且坚持下去。

孩子的心智并不成熟，自制力也不强，所以很多时候需要父母来帮他们建立规律的生活。比如，父母可以为孩子营造一个良好的学习环境。不需要太多的装饰，只要安静、整洁。在学习的时候，最好把与学习无关的东西全部清理掉，指导孩子把书桌、书架的杂物整理干净，玩具收好——整理不但能锻炼孩子的观察和动手能力，还能提高其自律。同时，还要远离电视、电脑、手机等容易分散注意力的东西，让孩子能够不受干扰、安心地学习。

俗话说：不以规矩，不成方圆。孩子的心思散漫、缺少定力，就需要家长从心理上对其进行适当的约束。如果孩子还小的话，父母可以帮他把每天做的每件事都记录下来，然后从中找到最有效率的黄金时间点，在正确的时间里做事，就能达到事半功倍的效果；等孩子长大一些，可以和他一起制订计划，规划好时间，每做完一项任务就打上对钩，让他们学会在有限的时间内，把该做的事情做完做好，这样孩子更容易集中精力，学习也更有效率。

很多父母都很"贪心"，为了提高效率，总想让孩子同时完成几件事，比如，边做作业边听英语，或各种作业堆积在一起，东写写西写写，交叉练习。殊不知，这样的"一心多用"会损害注意力的有效集中。要知道人的注意力是有限的，我们脑海中存在的想法越多，就越难专注于一个目标。尤其是孩子的注意力正在发展过程中，一次发散到不同的方向，只会造成孩子心理紧张、行动混乱，结果一件事情也完不成。

建议每次只让孩子专心做一件事,相信孩子会完成得更好,同时其专注力也会大大提高。当孩子在专注地做某件事的时候,父母千万不要轻易去打断他,长期坚持下去,孩子的专注力就会更加持久,做每一件事情都会非常认真。

要让孩子一直保持专心是很累的,要知道大脑"也需要喘口气"。孩子在书桌前坐得太久了,不但身心疲累,还会把这种"累"归咎到学习上,从而会产生不好的情绪。由于大脑中负责专注力的部位与负责情绪的部位很接近,所以"情绪会直接影响专注力"。父母要随时关注孩子的心情,及时帮他打开心结,学习才会更有效果。如果孩子感到累了,不妨让他们站起来活动一会儿,活动筋骨的时候,大脑得到了休息,情绪也稳定了,再继续学习的时候也就能集中精神了。

如果我们需要把专注力当作一种特殊的能力来进行训练,那么运动将是最有效、也最实用的方式。在运动的过程中,我们的大脑会产生多巴胺、血清素与肾上腺素这三种激素。多巴胺和血清素可以调节情绪,带来愉悦感和幸福感,所以运动中的孩子都特别快乐,在欢乐的情绪下学习效果也会更好。肾上腺素跟注意力有直接的关系,可以增强孩子的专注力,形成永久的记忆。

运动的实操性非常强,任何运动项目都需要身体各部位的配合,只有孩子集中精力观察和模仿才能完成要求的动作。比如,在儿童瑜伽中就有一些特定的姿态,不但要求孩子具有手眼协调的能力,而且要求孩子具有足够的"定力"。

我在上儿童瑜伽课的时候,总会见到一些"缺少定力"的孩子。他们坐在垫子上动来动去、东张西望,一副心不在焉的样子。这时,我会让孩子先站起来,围着场地跑上三圈热身,去除杂念以后再坐下来,闭上眼睛,聆听一段关于大自然的音乐,再引导他进行呼吸和冥想。通过"一动一静"让孩子把外散的心思收回来,专注于一点,同时去除心中混乱的杂念。呼吸、冥想可以有效地提高专注力和自控力,同时也是对大脑的一种训练。

瑜伽还有一个最大的特点就是:它能像训练身体一样训练孩子的意识,同时,意识的练习也能够帮助孩子控制自己的身体。因为身体和意识是相互影响的。比如,瑜伽练习中关于平衡的训练就能有效地提升孩子的专注力。瑜伽中所有的平衡体式都是对专注力、稳定性和控制力的挑战。如果专注力不够,练习平衡体式时身体就会摇摇晃晃、难以控制。孩子在练习瑜伽平衡体式时,要将注意力关注在练习的部位,完成动作时双眼最好盯住一个地方不要四处乱看,这样才可以保持大脑的清醒和集中。如果一开始感觉有难度,动作达不到要求也没有关系,可以多次练习、反复尝试,在提高身体平衡力的同时也就慢慢学会了怎样去控制自己的注意力。

当然,能够提高孩子注意力的方法不止这些,儿童瑜伽里的故事和游戏也是吸引孩子的"法宝"。所有单一的枯燥的运动都很容易让孩子分心,而在游戏活动中更能让孩子集中精力,就是我们常说的"寓教于乐",孩子边玩边学,从中所学到的"专心"会大大超过强迫式的训练。

而结果也确实如此,不仅家长可以感受到孩子的投入和对自我意识的控制,而且孩子在学习上的进步也足以证明,他们能以更强的专注力去不断超越自我!

★ 乌兰老师秘籍 ★
提升专注力的练习：平衡类体式、互动游戏、呼吸法

相关练习： 山式、拜日式、船式、树式、鸟王式、小小交通警游戏、闻香呼吸法等。

解析： 所有的平衡类体式都需要集中注意力才能完成。在提高专注力的练习中，要根据儿童的年龄和身体的稳定性，选择不同难度的平衡类体式进行练习。通过集体参与的互动游戏，可以调动孩子的积极性和反应能力，活泼有趣的形式也更容易让孩子集中精力、投入其中。游戏结束之后，配合呼吸法来进行调整，效果会更好。

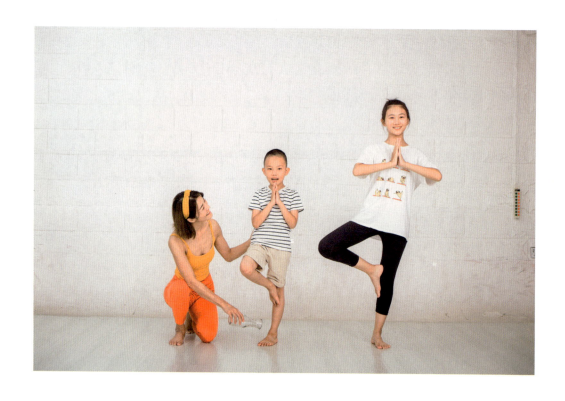

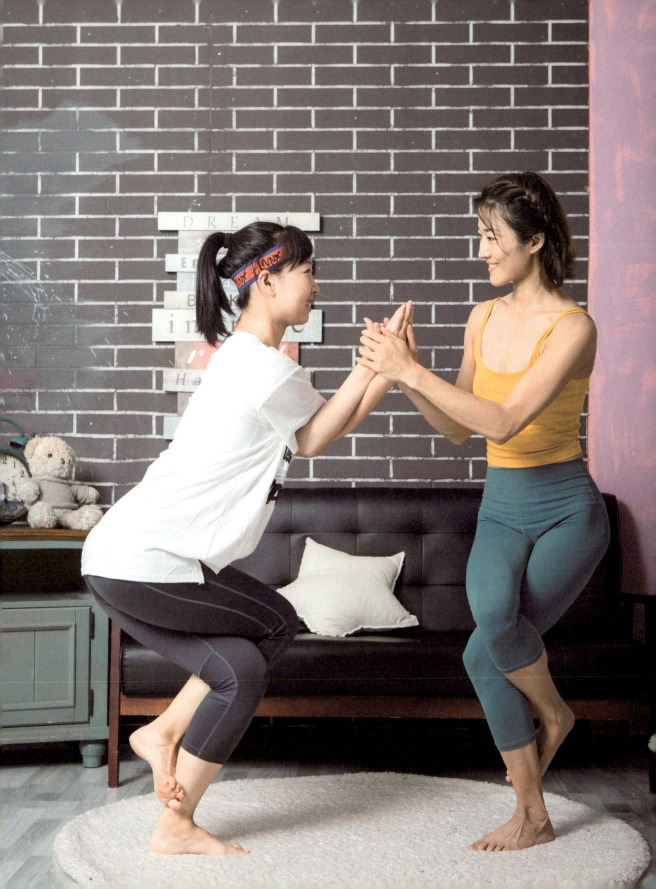

体式训练：山式 Mountain Pose

【站在山顶，我就是一座山，守护着天与地。春天，我长出一片绿地；夏天，我被丛林环绕；秋天，我遍身金黄；冬天，我披上雪白的冬衣……】

益处

山式动作看似简单，但需要很强的控制能力，这个体式非常有利于训练儿童正确的站姿、塑造良好的体态。还能够增强其内心的力量与稳定感，进而提升儿童的专注力和自我控制力。

步骤

1. 感受大山的稳固，身体直立，双脚大脚趾靠拢，脚后跟分开 30 度角，双脚的外侧保持平行；
2. 十个脚趾像一把扇子似的张开，慢慢抬起，再轻轻地放下；
3. 膝盖并拢，收紧大腿肌肉，腹部内收，将肚脐隐藏起来，胸腔向上打开；
4. 双肩后展下沉，手臂微微打开，手指尖指向地面；
5. 下巴微收，眼睛看向正前方；
6. 保持这个体式 1 分钟，并闭上眼睛，想象自己是一座雄壮的山峰，稳固而有力量。

注意事项

根基要保持稳定和静止。

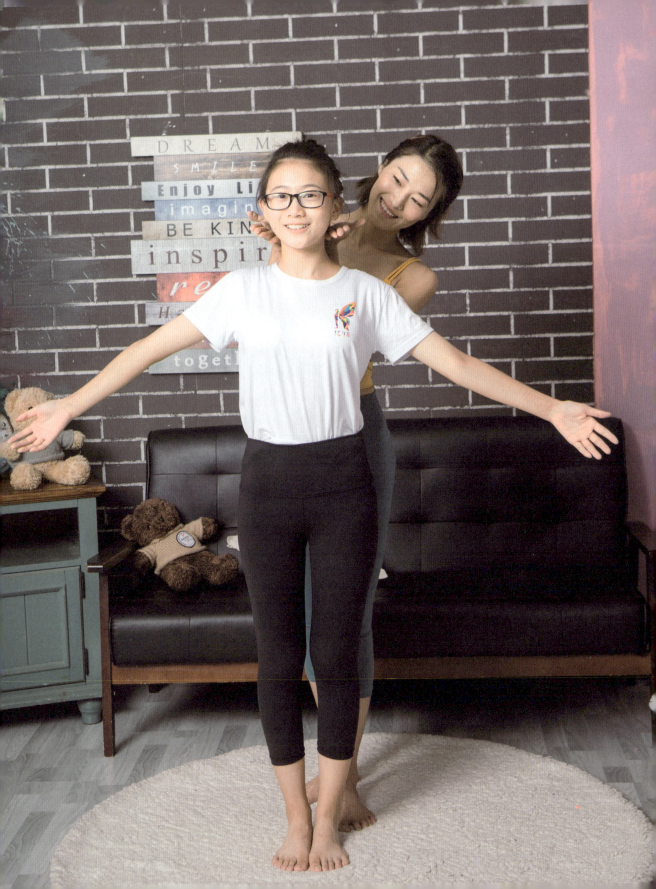

互动游戏：小小交通警

【我们是小小汽车队，一路前进、听从指挥：红灯停、绿灯行、黄灯就要等一等。我来做小小的交通警，所有车队听我指挥：红灯停、绿灯行、黄灯就要等一等。】

益处

这个游戏能训练反应速度与切换能力，有效地提升孩子的专注力与协调能力。

步骤

1. 请几位小朋友排列整齐站成一条队，站在教室的后方，扮演行驶在路上的小汽车队；
2. 老师扮演交通警察，站到教室的前方，背对小朋友；
3. 老师说绿灯时，小朋友需要踮起脚尖慢慢地向前走；老师说红灯时，小朋友需要停下来不动；老师说黄灯时，会说一个瑜伽体式的名字，小朋友需要快速做出反应，演示瑜伽动作；
4. 随着游戏的进展，小朋友距离老师越来越近，当一位小朋友悄悄地摸一下老师时，所有小朋友要迅速回到起始位置，游戏复原。

注意事项

1. 在第 4 步时，老师需要小朋友靠近自己并说明游戏要点，再回起始点，提醒注意安全；
2. 在游戏复原的过程中，老师可以抱住一位小朋友，让他来做下一组游戏的交通警察。

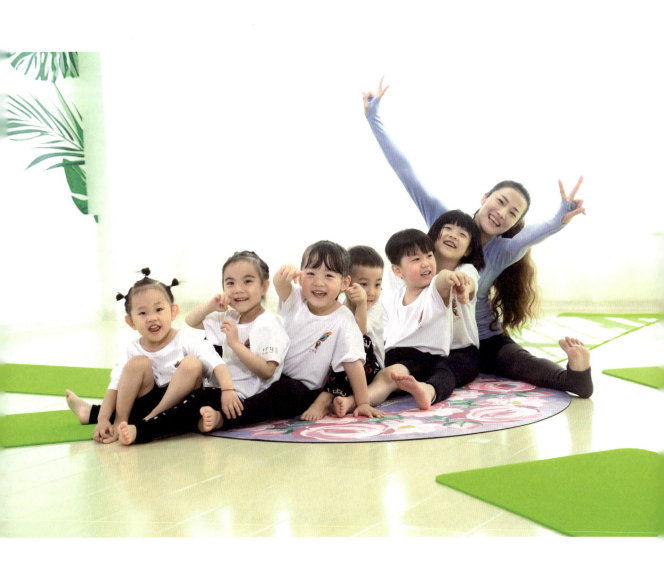

呼吸法：闻花香呼吸

【闭上我们的双眼，深吸一口气，有没有闻到花的香味？好像进入一片花的海洋，花儿微笑着，向我们吐出迷人的芳香……】

益处

这个呼吸法能增强肺部的呼吸机能，使大脑快速平静下来，还能平衡自律神经系统，提高注意力。

步骤

1. 跪坐在瑜伽垫上，双手在胸前合十，想象你的面前有一朵美丽芬芳的花朵；用鼻子深深地吸气，张开嘴巴呈微笑状吐气，喉咙发出"哈"的声音，重复3组练习；

2. 花朵要绽放了，鼻子深深吸气，手臂向上伸展；再多吸一点点气，吐气时，张开嘴巴呈微笑状发出"哈"的声音，双臂向两侧展开，调整为自然呼吸几秒钟，开始新的一组练习，重复5~8组。

注意事项

在吸气的过程中，可以在心里默数1、2、3，默数时间的快慢长短，可根据儿童年龄大小决定。

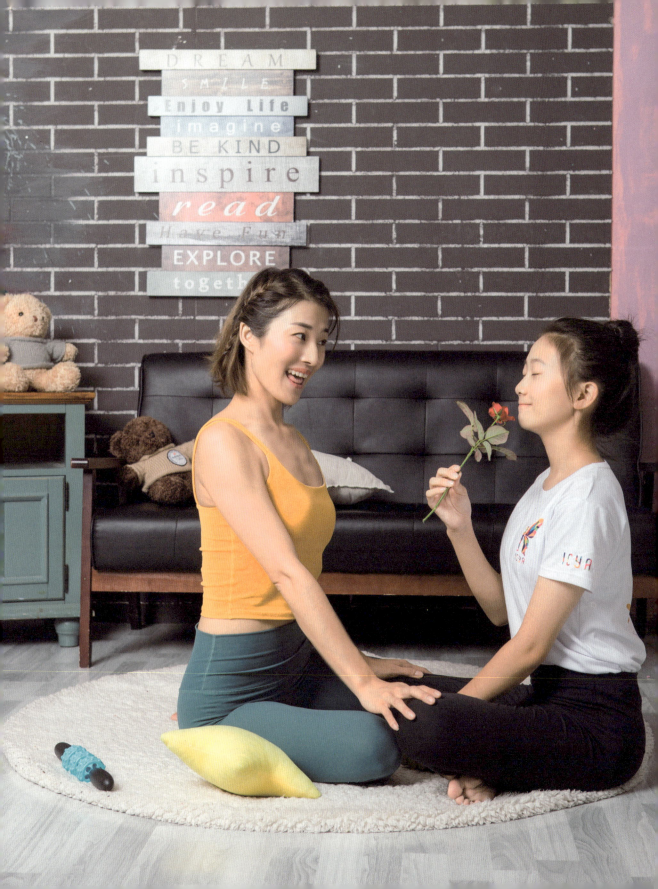

打通五感，建造孩子的记忆宫殿

【焦点】

妮妮是个文静的女孩，在家里也是个乖乖女，可她最大的毛病就是总丢三落四的，经常"没头脑"，妈妈以为孩子年纪小没记性，上学以后就会好了。可等到上学后，妮妮的毛病一点儿都没有好转，不但生活中老爱忘事，连学习也受到影响。妈妈每天晚上都要帮妮妮整理好课本和文具，以免落下了；早上进学校之前，妈妈还要叮嘱妮妮一堆事：别忘了喝水、交作业、记作业……重要的事情总会说三遍，就怕她忘了，可每次回来一问，她还是给忘干净了！

最让妈妈头痛就是每次的考试，卷子拿回来，总有没写完的空白，问妮妮，不是忘记写了就是忘了怎么写。不用说，妮妮的学习成绩自然比其他同学差很多，经常在班级里"垫底"。

妈妈和老师沟通时，了解到妮妮课堂的表现倒是很认真，老师讲的内容当时她是记住了，可一到做作业就忘了，英语单词总需要重复十几遍才能勉强记住；背课文也是记了后面的就忘了前面的……为了帮助妮妮提高成绩，妈妈给妮妮报了补习班，还布置了很多的作业和练习，每天晚上盯着她背诵、抄写，反复讲解、复习，可就是这样紧抓慢赶，一个学期下来，妮妮的成绩还是没见提高，"没头脑"的毛病也一点儿没有改善。妈妈真是又着急又头痛，不知道原因到底出在哪里，甚至开始怀疑孩子的智商是不是有问题了？

【状况表现】

1. 孩子经常记不住事,反复交代的事情也总是忘了;

2. 老师上课讲的内容,孩子总是前面学、后面忘,甚至边学边忘;

3. 经常丢三落四,找不到自己的物品(如作业本、文具、书籍等);

4. 背诵单词、课文总是很费力,需要背好几遍,刚记住转眼就忘了;

5. 生活中总会犯同样的错误,强调多次也不长记性;

6. 考试的时候总是犯迷糊,经常会落题、忘题。

【乌兰解析】

其实,妮妮的这些学习问题都是记忆力不好造成的,记忆力差,学过的东西总是无法保持长时间的记忆。妈妈的加压只会让孩子的头脑负荷更大,记性就会更差了。孩子的记忆力差是很严重的问题,家长要找出问题根源,如果是疾病,可以从医学上进行治疗;如果是其他原因,一定要寻找正确的方法,帮助孩子提高记忆的能力。

为什么孩子记忆力不强

都说年纪大了，人的记忆力会越来越差。可是细心的家长们却发现，孩子的记忆力怎么也和老年人一样容易健忘、记不住事？是什么导致孩子记忆力的减退呢？

其实，不只孩子，我们每个人都面临这样的问题。在这个信息化的时代，每天网上线下都充斥着无数个有用和无用的信息。当我们无暇整理和消化这些日积月累的信息时，就会借助于各种"外化的内存"来保存我们的记忆，比如手机、相机、电脑、网络等。当习惯变成一种依赖时，我们自身的记忆能力就逐渐退化了，如果不随时记录，很快就会忘掉了。

对于孩子来说，除了信息的干扰，更多的影响来自不当的教育方式。比如父母过高的期望、苛刻的学习要求等。这些无形的压力会让孩子用脑过度、身心疲劳，对外界事物的敏感度降低，从而影响到记忆力的正常发挥。

相信不少孩子都经历过"死记硬背"的痛苦，因为在很多家长看来，那些可以"过目不忘"的都是天赋异禀的天才，要想"笨鸟先飞"就得多读、多背、多写、多练。殊不知，强行记忆不但不能提高孩子的学习效果，而且还容易让孩子对学习产生厌倦和恐惧感，降低开发和运用记忆的能力。

我们想象一下：一个用来收藏记忆的容器，即使空间再大，如果每天只是不停地往里面填塞各种记忆，而不去整理，也没有时间消化，那么很快这个容器就会被塞得满满的，很难再装入新的记忆了。

事实上，对于处在生长发育期的孩子来说，一些记忆力的衰退都是暂时的，只要减少压力源，让头脑始终都保持适度的空间，孩子慢慢地学会自我调节，记忆的能力自然就恢复正常了。

那么记忆力到底有多重要呢？从小到大，我们所能见到的，但凡是成绩好、智商高的人，记忆力一定不会差。可以说记忆力是学习的"核心"。因为无论是学习知识、技能还是开阔眼界，只有在大脑里留下了印记，才能把见到的事情、看到的书、听到的见闻，转化为自己的。

相反，记忆力差的孩子，最直接的影响就是学习成绩的落后，而学习成绩不佳会让孩子产生消极自卑的情绪，每天无精打采、心不在焉、做事频繁出错，这些都不利于孩子未来的发展。

希腊思想家亚里士多德曾说过：记忆为智慧之母。美国未来大师阿尔文·托夫勒也把记忆力视为幼儿的第一智力。所以强大的记忆力就像一个庞大的智力库，能唤醒我们的潜能，帮助我们创造更多的未知和可能性。

那些可以"一目十行""过目不忘"的记忆大师确实很让人羡慕，可是你知道吗？他们当中有很多人都不是天生就拥有超强的记忆力，而是经过后天的努力和训练才达到的，这足以说明记忆力是可以被再训练和再开发的。

与成人相比，孩子的心思要简单得多，记忆力也是成人的四到五倍，那么孩子们能拥有的记忆空间也会比成人多很多。所以，只要用心培养和训练，我们还用担心记忆力提高不了吗？

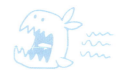

如何扩展孩子的记忆存储空间

有没有发现，人类的大脑和电脑有很多相似的地方？比如，大脑可以思考、电脑可以计算；大脑可以存储记忆、电脑可以储存数据……自从电脑诞生以来，我们就在不断地尝试将大脑里的记忆转化成文字、图像和数据，并且存储在电脑中。利用电脑，也让我们的记忆可以长久地保存下而不会被遗失。

可是，随着数据量的逐渐增长，电脑的存储空间会越来越小、难以正常运转；存入的信息过多也会带来查找和提取上的困难，需要及时清理和删除不必要的信息。

与电脑相比，我们大脑显然更强大、也更丰富。在我们的大脑中，有一块专门负责学习和记忆的区域，被称为"海马区"，能够记录我们日常生活中的许多片段，但这些记忆都是短暂的，时间久了就会被逐渐遗忘。如果一段记忆在短时间里被反复提起，就会被海马区转存入大脑皮层，成为可以保留下来的"长期的记忆"。大脑皮层就像一个硬盘，一旦需要，就可以通过检索和排除功能准确地找到这些记忆的信息。

孩子的大脑就像一个未开发的空间，细胞排列得非常有序，记忆的容量也更大。想要提升孩子记忆的空间，就要训练他们"长期记忆"的能力。

著名文学家歌德曾说过："哪里没有兴趣，哪里就没有记忆。"我们生活的每一天总会经历很多事情，可是能够被记住的都是引起我们兴趣、有意识的记忆。而那些无意识的记忆很快就会被忘掉了。所以，不管是生活还是学习，都离不开兴趣的培养。

比如，有些孩子从小就被父母带着去四处旅行，或是参加各种游乐活动，总会有人说，孩子太小，根本不会有什么记忆。可事实上，当我们和孩子沟通的时候，会发现他们的记忆力往往超出了我们的想象。那些丰富的经历，会带给孩子不一样的体验，因为"见多识广"、充满好奇，他们能够记住很多对他们来说有趣的见闻。

当然，在孩子的学习方面，只有单纯的兴趣还是不够的，还需要足够的专注力、科学的记忆方法，把被动记忆变成一种主动记忆的习惯，才能更多的记忆长久的存留在大脑的空间里。

附：科学记忆法

1. 重复记忆法：通过反复阅读来巩固记忆，这种方法适用于比较年幼的孩子，因为他们本来就喜欢重复，同一个故事可以百听不厌。

2. 直观形象记忆法：通过实物、图片来帮助记忆，有的时候还可以通过动态影像来加深记忆。这种方法最简单直观，对孩子来说也更容易理解。

3. 联想记忆法：借助一些相似的事物，形成联想来帮助记忆。比如把0想象成一个鸡蛋，1想象成小木棍，2想象成一只鸭子……可以加强宝宝的联想，易于记忆，同时也避免了枯燥。

4. 归类记忆法：只有把知识归类，才能最大限度地储存起来，用归纳法教育宝宝识字效果最好。比如青、清、请、情等有一边是相同的字，发音也接近，宝宝很容易记。

5. 歌诀记忆法：用一些有节奏的儿歌来方便记忆。最常见的就是乘法口诀，很容易上口。

6. 利用感官参与记忆法：利用耳、眼、口、手来参加记忆活动，能提高记忆的效果。

我们的大脑常常会被比喻为一台运转的机器,如果不加油就会生锈,只有多用脑才能给机器加油,用脑越多就会越"聪明"。没错,和那些懒于动脑的人相比,多动脑筋的人思维会更活跃。可是有的父母为了让孩子更"聪明",往往会不断地增加各种读写和计算的练习,却忽视了孩子身体的训练。你们知道吗?身体的训练对于大脑的好处要远胜于超过"填鸭式"的训练。

对于身体的运动来说,大脑的指令是必不可少的。通过运动可以提高脑的活性,增加大脑的各种功能,其中就包括记忆的能力。运动就像孩子记忆力的催化剂,能够增加大脑海马区的大小,还能促进血液中关于"记忆的荷尔蒙"的增长……这些对于大脑的记忆力和执行力都非常重要。

不过,孩子的天性不适合一些过于专业或封闭式的训练,动静结合的儿童瑜伽是再好不过的方式。瑜伽的很多体式都能够让人冷静头脑、深度放松,同时增加血液循环,为大脑补充更多的氧气,使我们的大脑能够更快速地处理各种信息。

瑜伽还可以对大脑中负责储存和组织记忆的部分产生冲击,改善大脑皮层和海马区的联系,帮助恢复丢失的记忆,比如改善孩子最常见的"丢三落四"的问题。

儿童瑜伽的体式和中国传统的"五禽戏"有相似之处,都是模仿动物的动作形态,孩子在练习的时候需要运动联想记忆的方法,通过模仿和想象,掌握正确的记忆动作,并且帮助大脑肌肉养成运用记忆动作的习惯;还有一些互动的游戏,需要孩子去配合与协调,无形中也会刺激大脑的活动,在愉快的游戏中兼顾了记忆力的训练,更能发展孩子的主动记忆力。

有一项专门针对儿童空间记忆的实验,同时让 30 名儿童练习了 10 天的呼吸法和冥想,来锻炼大脑的思维,再考验孩子对于周围环境的记忆,结果证明,这些孩子的记忆得分比没有经过训练的孩子增加了 43%。

有关呼吸法和冥想的训练其实很轻松也很简单。呼吸法是通过有意识地调整,让呼吸深长、微细、平和并且富有节奏,一进一出的氧气循环会让大脑的细胞排列更加有序。冥想就是清空大脑,什么也不想,或者只专注一件事的想象,比如想象一幅图画或者一个场景,如果孩子会计数的话,我会建议他在静坐冥想的时候默默地数数,从"1"数到"50",慢慢地延长到"100""200"……这样重复的练习可以锻炼大脑的思维,帮助孩子更好去强化记忆的能力。

美国心理学家胡德华曾说过:"凡是记忆力强的人,都必须对自己的记忆充满信心。"当孩子对自己的记忆力缺乏自信时,常常会想:"这多难记啊!我能记住吗?"这样的想法只会阻碍记忆力的发挥。所以我们的父母要对孩子有信心,给他们积极的心理暗示:"你一定能记住!"那么,孩子的记忆力就会迈入一个新的台阶了。

附:提升记忆的黄金时间点

第一个记忆黄金点:清晨起床后

早上起来神清气爽,大脑比较清醒,脑神经也处于活动的状态,没有新的记忆干扰。这个时间的记忆印象会更加深刻,很适合学习一些有记忆难度但是必须记住的东西,比如一些学习重点,重要事件等。即使暂时记不住,大声读上几遍,也会有利于记忆。所以清晨是一天是最好的时段,晨读、晨练的效果是事半功倍的。

第二个记忆黄金点:上午8点至10点

这个时间段,孩子的精力最充沛,大脑容易兴奋,记忆量也会增大,能够认真地思考和处理问题,所以是学习和攻克难题的好时机。

第三个记忆黄金点：下午6点至8点

这个时间段也是用脑的最佳时刻，孩子可以利用这个时间段来回顾、复习全天学过的东西，加深印象，分门别类归纳整理，也是整理笔记的黄金时间。

第四个记忆黄金点：入睡前一小时

在大脑休息前，对学习过的内容进行加深和巩固，特别是对一些难于记忆的东西，要再三复习，这样不易忘记。

除了这四个常规的黄金时间点以外，不同的孩子也会有自己独特的学习时间规律和习惯，只要找到并且充分利用自己的黄金时间，同时养成在固定的时候进行学习的习惯，就可以有效地提高记忆力和学习的效率。

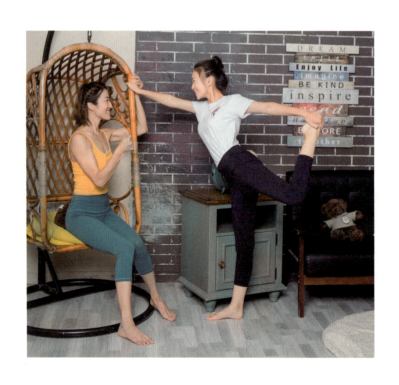

★乌兰老师秘籍★

增强记忆力的练习：平衡类体式、倒立体式

相关练习：小狗式、桥式、舞蹈式、鸟王式、蜘蛛式等。

解析：要培养良好的记忆力，先要提高注意力，因此，能够提升专注力的平衡类体式同样可以用来提高记忆力。倒立体式能通过拉伸和倒置脊柱刺激脊髓神经，帮助神经中枢更好地传输信息，同时还能增加回流大脑和心脏的供血量、激发脑细胞的活力，从而提高记忆力。

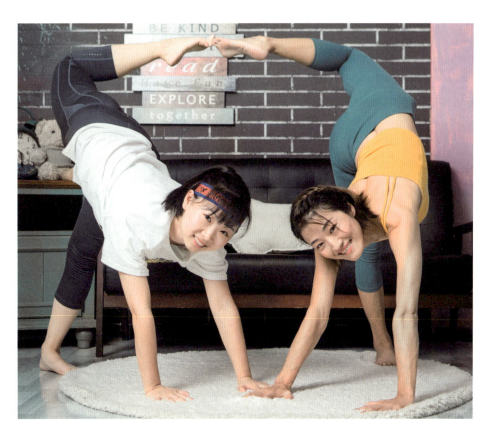

体式训练一：小狗式 Dog Pose (源于下犬式)

【我是机智勇敢的小狗汪汪，没有困难的任务，只有不怕挑战的狗狗！想和我一样本领高强吗？快来加入我们的汪汪队吧！遇到麻烦，就找汪汪！】

益处

小狗式能充分地锻炼儿童的肩臂、脊柱、关节、腿脚等部位，被称为万能理疗体式。这个体式在保持的过程中能够锻炼孩子的耐力和耐心，同时，大量回流的血液能滋养整个脑神经和心肺等器官，改善记忆力。

步骤

1. 四脚板凳式，跪在垫子上；
2. 吸气，双手撑地，踮起脚尖，用力将臀部抬至最高点；
3. 呼气，脚后跟用力向后压，拉长脊背，双手掌压实地垫，眼睛看向肚脐；保持 5 组自然呼吸。

注意事项

1. 双手、双脚要压实垫子，打开腋窝；
2. 大腿后侧紧张的儿童，可以调整为微屈双膝。

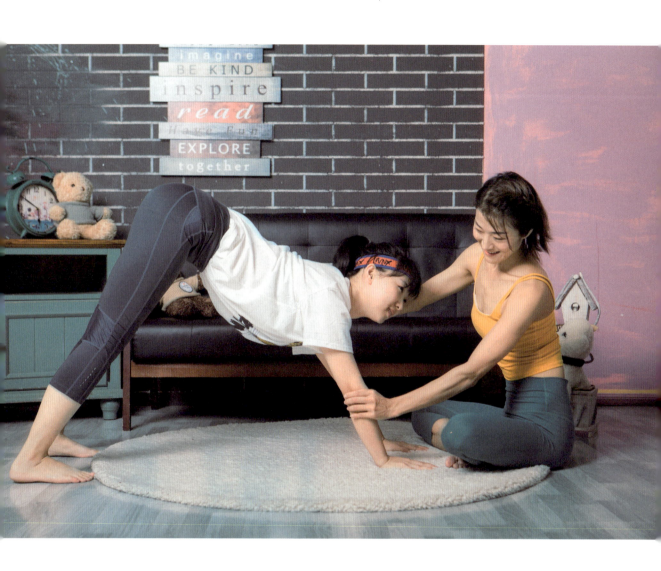

体式训练二:桥式 Bridge Pose

【大桥建好了!我的桥梁跨过山、跨过大海,连成一条新的天路,看,像不像一道彩虹桥?】

益处

桥式是一种恢复体式,它可以增加大脑的血液供应量、恢复神经系统的活力;经常练习可以平息思绪、减少偏头痛,有助于孩子的记忆力。

步骤

1. 仰卧在垫子上,弯曲双膝,双脚分开一个手掌的距离;
2. 吸气,慢慢抬高臀部,呼气,双脚向下发力,双臂在身体下方伸直,十指相扣;
3. 保持 3~5 组自然呼吸后,上身还原地垫上。

注意事项

根基稳定,腹部收紧。

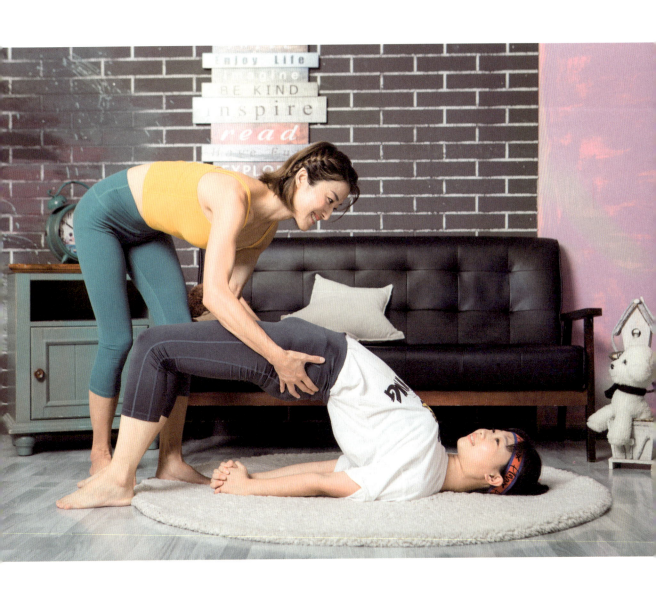

奇思妙想，开拓孩子想象的空间

【焦点】

琪琪搬新家了，并且终于有自己的小房间。新家又宽敞又明亮，妈妈还把她的房间布置得像一个公主房，琪琪太喜欢了。

这天妈妈回到家里，吃惊地发现琪琪房间的墙壁被彩笔涂画得乱七八糟的，原来琪琪在幼儿园看到美术老师在外墙上画了一群可爱的小动物，也想学老师在家里的墙上画画。妈妈听了又急又气："这才刚装修的新房呢，就被你弄成这样了！"一气之下，把琪琪的彩笔全没收了，琪琪伤心地哭了。

为了避免琪琪再乱涂乱画，妈妈把涂过的墙面贴上了壁纸，还把彩笔放在高高的，只有她在家的时候才允许琪琪动笔。琪琪画画的时候，妈妈也会坐在一边，盯着她的一举一动，"小心别把桌子画花了！""看你的手，全是颜色，别到处乱擦！"看到琪琪画的画，还会在一边指导："哎呀！你好好画，这是画的什么呀？""这是大树吗？大树不是这样的呀！""太阳怎么会是蓝色的吗？""还是妈妈找本书你照着画吧！"琪琪嘴一撅，把彩笔一丢，不想再画了，跑到一边玩陶泥去了。

妈妈刚收拾完画笔，就见琪琪兴冲冲地跑来："妈妈！妈妈！看我捏的小兔子可不可爱！"妈妈看了一眼就摇着头笑了："这哪儿像兔子呀！什么都不像！兔子应该是长长的耳朵呀，你捏的兔子耳朵太小了吧，还是重新捏一个吧……"琪琪听了失望地低下头，把陶泥扔在了桌上，不想再捏了。

从此以后，琪琪画画和做手工的时候变的格外地小心，总是害怕画得不好、做得不对。后来干脆就不大愿意动手了。老师上课的时候问琪琪为什么不画画了，琪琪说:"画画太麻烦了!妈妈说我画的一点儿也不好,我再也不想画画了!"

【乌兰解析】

其实,孩子画画的背后,隐藏的是对世界的想象和探索,妈妈的各种行为无疑是限制和扼杀了孩子的想象力。要知道,保护孩子的想象力是从"别否定孩子的好奇心"开始的。孩子的画画或手工都是一个发挥想象力的过程,不要去评判他们表现的好不好,让他们自由地发挥,而我们只需要在一边陪伴就足够了。

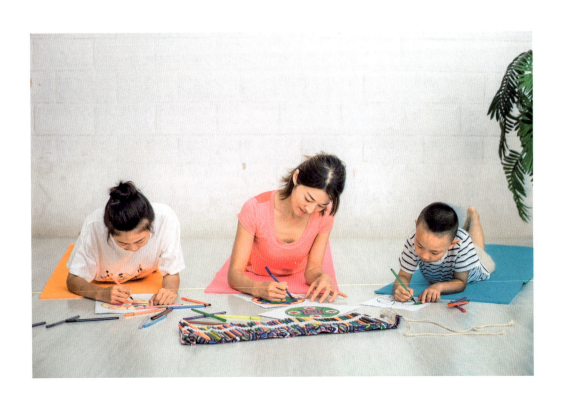

是什么限制了孩子的想象力

爱因斯坦曾说过,"想象力比知识更重要"。这是为什么呢?因为知识是有限的,如果我们只局限于自己所发现的知识,这个世界就会止步不前。

比如飞机的发明和诞生,就来源于人类自古以来"想要像鸟儿一样飞翔"的梦想,如果没有想象力的推动,就不会有我们飞上蓝天甚至飞到太空的奇迹。所以,想象力是创造的动力。

与成人的世界不同,孩子认知自己和世界的最重要的方式就是想象,他们对于想象的需求远远大于成人。另外,丰富的想象力也可以促进孩子的智力开发、锻炼他们的创新思维能力,这些对于孩子的学习生活和未来发展都有不可估量的作用。

6岁之前,是孩子大脑发育的黄金期。这个时期的孩子好奇心重、想象力也最丰富,经常冒出一些稀奇古怪的想法,还有许多让父母难以招架的"十万个为什么",我们常常会惊讶于孩子的各种"脑洞",和超出我们想象力的表现。

但是随着年龄的增长,我们会发现孩子的见识越来越多了,思维越来越像个小大人了,可是想象力却越来越少了。为什么年龄越大越没想象力了呢?是什么限制了孩子的想象力呢?

很多父母口口声声说要培养孩子的想象力,但行动上却一直在阻挡孩子想象力的发挥。比如我们最常见的,当孩子在专心致志地画画或者做手工的时候,父母总会喜欢站在经验者的角度指手画脚,"这里不对,那里不像"。试想一下,如果我们在工作的时候,总是有人在一旁评头论足,我们对工作还会有信心和积极性吗?还有些父母为了让孩子尽快掌握一门技能,过早地让他们去学习一些枯燥的基础课、理论课,这些都是对孩子想象力的干预和束缚。

我曾经在圣诞节的前夜，见到一位妈妈，为了拒绝给孩子买圣诞礼物，很简单直接地告诉孩子："这个世上根本就没有圣诞老人，那都是大人为了骗小孩听话编出来的！小朋友收到的礼物也不是圣诞老人送的，都是爸爸妈妈买的，所以什么礼物也别想了！"看着孩子失望和伤心的表情，我真的很心疼，这位妈妈一定想象不到，自己的这番话会给孩子带来多大的伤害，更重要的是，她打破了孩子美好的愿望、瓦解了孩子想象的世界……

好奇是孩子的天性，要保护孩子的想象力，就不要轻易地否定孩子的好奇心。我们经常会面对孩子的一些"傻"问题、"怪"想法，或是"可笑"的行为，这时很多家长和老师都会直接说"NO"或者"错"，并且去制止孩子的行为。有的还会指责孩子：不好好读书，整天想什么乱七八糟的？要知道，我们随口而出的一句批评很可能会堵住孩子想象的出口，也让他们失去了想象的勇气。

除了家庭，来自社会和学校的影响，都会直接或间接阻碍孩子想象力的发展。比如，儿童教育的低龄化，对孩子过早地灌输知识和规矩，各种条条框框让孩子害怕错误而不敢想象，循规蹈矩的结果就是，想象力也随之夭折了。

父母要认识到想象力对于孩子的重要性。从现在起，让我们停止对孩子的指手画脚和随意地指责吧，多尊重和保护孩子的天性，像对待大人一样对待他们，千万别破坏了他们想要去"发现和探索世界"的想象力。

如何开发孩子的想象力和创造力

每个孩子身上都隐藏着一双想象的翅膀，如果父母不加以保护和训练，久而久之，孩子也就收起了翅膀，忘记了怎样去飞翔，如何才得飞得更高……要怎么做才能帮助孩子展开想象的翅膀呢？

好奇、求知、胡思乱想，是孩子与生俱来的天性，有意识地保护这些天性是一种用心的教育。我们做父母的，也要尽量保持开放的态度。无论孩子提出多么荒谬可笑的问题，都尽可能认真而耐心地回答，不要让孩子失望。在孩子表现出富有想象力和好奇心的时候，也要鼓励孩子多实践、大胆想，自由地发挥。即使是一张怎么也看不懂的涂鸦、一只形状怪异的陶泥小动物，或者信口胡编的不成调的歌曲……

对于孩子天马行空的表现，我们只需要做一个积极的"玩伴"，配合孩子的想象，陪伴孩子一起"异想天开"、一起"玩"就好了！

在孩子的世界里，任何事情没有固定的模式，也没有固定的发展方向，这种弹性模式正是孩子想象力和创造力的基础。在一些常识性的问题面前，父母大可不必与孩子太较真，等他们理解力到了再慢慢引导就可以了，太早的圈出"标准答案"反而限制了孩子的想象力。

记得小时候我们都玩过"过家家"的游戏，最喜欢扮演爸爸或妈妈的角色，去买菜、做饭和照顾"小宝宝"，因为可以体验不一样的角色，满足孩子对于成年人的想象。现在的孩子比我们小时候有了更多的选择，不但可以扮演"警察""医生""消防员"等"厉害"的人物，还能摇身一变，化身为自己喜欢的动画、游戏中的各种角色：动物、精灵、大英雄……

这样的角色扮演在我的儿童瑜伽课堂上也可以体验到，因为我们大部分的体式动作都来源于大自然的万物形态，在瑜伽练习中让孩子去扮演一种动物或植物，去模仿它们的姿态和呼吸，用姿势和动态来记忆身体的练习。

没有固定的形式，只需要一根有趣的故事线，让孩子们发挥想象，从一个姿势到另一个姿势，然后串成一个有活力、有趣味的故事。比如，在夏天的时候，我会带孩子们去游戏的海洋里"游一游"。想象自己是一只小丑鱼，在海里游来游去，想要去探险，没有安全意识的它，一路上遇到了什么样的危险呢？是谁帮它安全地逃离了险境？这堂课就像一场探险的游戏，不但锻炼了身心，还激发了孩子的想象力。

不得不说，孩子们的领悟力真的很高，常常一点就通。即使在进行冥想练习的时候也能超常地发挥，有时候我会给出一个主题，引导他们通过想象力去完成一次"身心的旅行"。更多的时候我喜欢听他们分享冥想的过程，比如，一个"童话森林"的主题，在森林里，有鸟语、有花香、有清泉湖水，还有可爱的小动物……我们看到了什么？闻到了什么？是不是像做梦一般？孩子的想象力常常会超出我的预想，这是因为冥想能够激发大脑细胞的联系，充分调动孩子的想象力。在和孩子们一起"游戏"和"做梦"的过程中，也带给了我更多的灵感和想象。我相信，这就是想象的力量！

其实，孩子的想象力无处不在，不一定非要"高知"的教育，更多的是需要父母的包容和保护。只要我们放下身段，蹲下来，以孩子的视角来看世界，就会发现孩子的天更蓝、草更绿、花儿更美……

★乌兰老师秘籍★
开发想象力的练习：冥想体式等

相关练习：珊瑚式和珊瑚之家游戏、水晶式等。

解析：儿童瑜伽最大的特点就是它的趣味性。通过有趣的瑜伽故事，灵活运用冥想体式、个人体式、双人体式、集体体式、游戏等组合，充分发掘儿童的主动性和表现力，进而提高想象力和创造力。

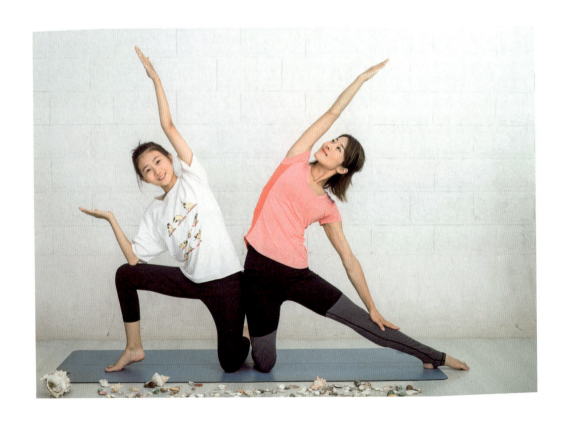

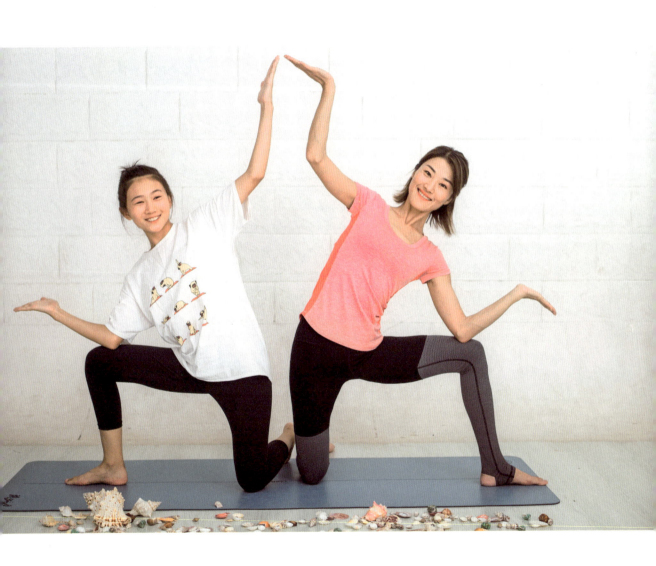

体式训练和互动游戏：珊瑚式和珊瑚之家游戏
Coral Pose & Game for Coral Family

【在水草丛生的海洋深处，有一大片美丽的珊瑚丛，它们就像海底生长的一棵棵鲜艳的花树，姿态万千，任凭鱼儿在身边游来游去……】

益处

珊瑚式能够增加肋间肌的弹性、提高呼吸机能和心肺功能、增加大脑的含氧量。珊瑚之家的分组游戏可以充分锻炼儿童的想象力、领导组织的能力和团队精神。

步骤

1. 跪立，腰背立直；
2. 右腿向右侧伸直，左大腿垂直于地面；
3. 吸气，左臂从体侧高举过头顶；呼气，上身向正右方侧弯；
4. 吸气，上身还原正中；呼气，左臂落回体侧；
5. 换另外一侧进行相同的练习。

珊瑚之家游戏：小组分工合作，创造出不同的珊瑚造型。

注意事项

保持上身与屈膝腿处于同一个平面。

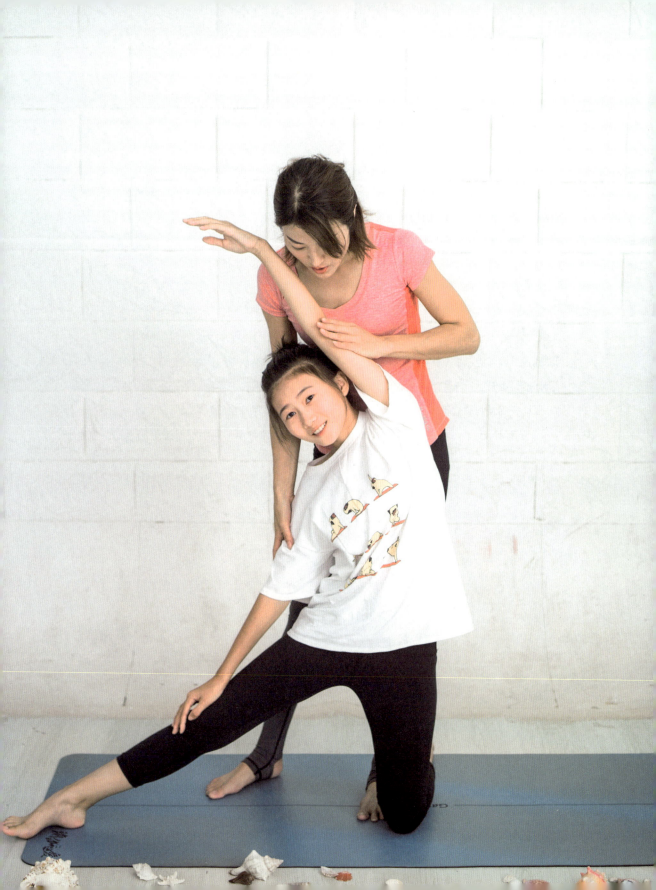

体式训练：水晶式 Crystal Pose

【水晶是天使掉下的眼泪，晶莹剔透，集天地之灵气，自然天成。我要做一颗灵性的水晶，传递最强大的能量……】

益处

帮助儿童扩展胸腔、提高呼吸技能和心肺功能；提升上行气和下行气的能量，互动中启发儿童的想象力。

步骤

1. 山式坐姿，弯曲双膝，脚掌合十，双膝展开；
2. 双臂高举过头顶，手肘微曲，指尖相触；
3. 后背直立，保持自然呼吸；
4. 单人或小组合作，摆出不同造型的水晶，想象水晶的颜色。

注意事项

头和脊柱保持一条直线。

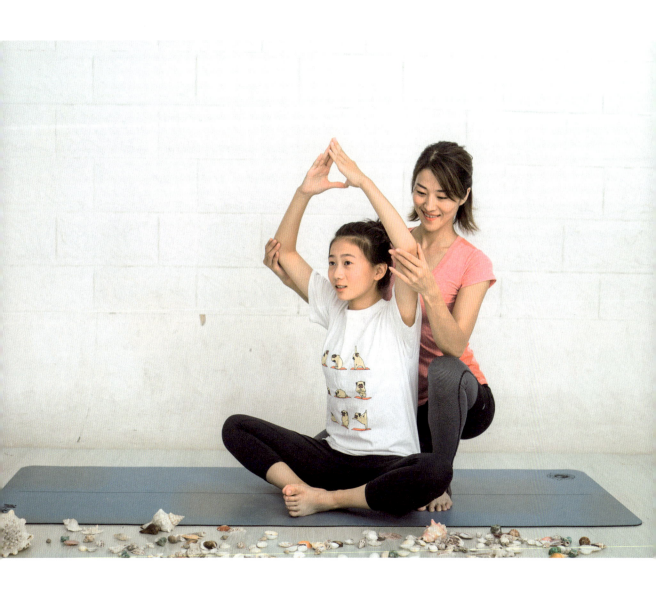

全脑开发,激发孩子的脑潜能

【焦点】

文文和乐乐是从小一起玩耍的好朋友。这一天,两位妈妈带着他们一起去儿童体验中心玩玩具。两个孩子都选中了一座城堡的拼搭积木,说好了两人一起合作去完成,可是不一会儿两个孩子就闹了起来了,你争我抢的,互不相让。原来,文文是按照说明书的步骤去拼搭,可乐乐觉得说明书太复杂了看不懂,想自由发挥随便搭,于是两个孩子就争执起来了,乐乐说照着搭没意思,文文说乐乐"瞎捣乱"。

妈妈们劝说不了,只好找来工作人员,又取了一盒相同的玩具让他们分开玩。文文跟着说明书的指导,一步一步地去找零件、拼细节,认真地拼完了一座城堡,乐乐则把说明书扔在了一边,随心所欲地乱搭,妈妈想要帮他参照说明书,他也完全不理会,最后搭出了一个完全"不像样"的城堡。看着文文出色的表现,乐乐妈妈表示很苦恼和费解:怎么自己的孩子动手能力就这么差呢?还是因为缺少耐性和理解力呢?

【乌兰解析】

两个孩子的不同表现其实是右脑思维和左脑思维的区别。左脑型的文文有很好的理解能力和思维能力,能够按照说明和指导完成一些看似很复杂的事情,但是他缺乏大胆创新的精神;右脑型的乐乐对程式化的信息不易理解,并且缺少耐性,但是他有创新的意识,勇于去尝试。家长要了解左右脑的这些差别。

表 2　左脑型孩子与右脑型孩子的差异

左脑型孩子的特点	右脑型孩子的特点
不太记忆人的面孔和打扮	容易记住初次见面的人的样子
对塑料或金属制品感兴趣	喜欢用木头或天然材料制造的东西
每天按时乖乖地吃饭	肚子不饿就不肯吃东西
被骂后，总是气呼呼的	挨骂后不会闷闷不乐
喜欢玩"过家家"或捉迷藏	热衷收集组合模型和废弃物
不喜欢尝试新的运动	喜欢模仿大人做运动，经常学着做动作
说话时很有少有肢体动作或反应	说话时喜欢比画动作、表情生动
散步时对环境和周围的事物都没兴趣	散步时喜欢边走边看，东张西望

符合左栏情形多的就是左脑型孩子，符合右栏情形多的就是右脑型孩子。

左右并重，脑平衡有多重要

我们的大脑分为左右两个部分，左脑支配右半边的身体，右脑支配左半边身体，中间由一座"脑桥"沟通，协调左右脑的工作，保证大脑的正常运转。

那么左右脑是怎样分工的呢？我们分别来了解一下：左脑就像一个理性的管家，主管我们的逻辑、语言、数学、文字、推理、分析等逻辑思维，我们可以称它为"抽象脑"或"科学脑"；右脑则像一个感性的管家，主管我们在图画、音乐、韵律、情感、想象和创意等方面的形象思维，我们不妨叫它"艺术脑"或"创造脑"。

由于左右脑分工的不同，偏重不同的孩子就被分成了两大类：一类是左脑型，一类是右脑型。左脑型的孩子相对理性、注重分析；右脑型的孩子则比较感性，对学习的兴趣主要取决于主观的感受。对比之下，我们一定很想知道，左脑和右脑型的孩子哪个会更聪明呢？不妨先来了解一下他们各自的优势和弱点。

大多数左脑型的孩子都偏好数理课程，他们的语言能力很强、思路清晰，很容易从复杂的现象中发现其中的条理性和规律性，并且很擅长精细的计算；他们会按照拟定的学习计划，勤奋不懈的学习，所以在考试成绩上容易有很好的表现，常常被选为模范生，也常受到老师的称赞；不过，他们做事相对刻板、小心谨慎，不太容易交到很多的朋友。

右脑型的孩子拥有很强的洞察力、直觉和过人的记忆力，他们在艺术领域有很高的悟性，经常会冒出一些让人惊叹的好点子，展现出与众不同的创造力；他们大多感情丰富、充满激情，在朋友之中人气最佳、很受欢迎；可是，他们个性散漫、做事粗心，很容易在考试的时候"翻车"。

总而言之，左脑发达的人智商较高，右脑发达的人创造力强。所以左右脑各有长短，只有左右并重、平衡发展，才能够发挥最大的聪明和才智。

遗憾的是，我们的传统教育一直以来都是偏重于左脑的开发，学校和老师所传授的知识，基本都是通过理论、练习、测试等方法灌输给孩子，这使得大多数孩子都惯于用左脑来学习，而忽视了右脑的潜力，造成左右脑极度不平衡的发展。

右脑的潜能到底有多大呢？它就像一个巨大的录像机，专门记录我们通过感官得到的各种图像、声音、形象等信息，然后存成"电影胶片"收藏在右脑中，因为所有的信息都是图像传达的，所以处理的速度非常快。科学家们经过对比后发现，右脑所捕捉的信息数量是左脑的100万倍，反应速度也比左脑快千分之四秒。可是大多数人终其一生只运用了大脑的3%，97%的潜能都沉睡在右脑的潜意识里，这不得不让我们感到吃惊和惋惜！

想要左右脑达到平衡，就需要对孩子进行"全脑开发"，尤其是加强对右脑的开发。你们知道吗？左右脑的发育是有先后的，孩子的右脑在3岁之前就发育成熟了，而左脑要到4~5岁才能变得发达，所以0~3岁孩子都是"右脑思维"，也是开发右脑的黄金时期。如果不及时对右脑加以科学的训练，等到孩子6岁以后，逐渐习惯了依赖左脑，那么左脑思维就会占据主导地位，将右脑打入沉睡的"冷宫"了。

脑科学的最新研究成果显示，0~6岁幼儿的大脑具有巨大的智力潜能和可塑性，所以运用脑发育和脑活动规律对6岁前的幼儿进行智力开发是非常必要的。我们倡导的"全脑开发"，并不是以右脑代替左脑，而是通过对右脑的开发，让左右脑互为补充、左右并重，充分发挥出人脑所有的优势。

附：不同年龄段左右脑的转变

0~3岁：这个时期的孩子学习东西，认识新事物，都是依靠右脑，所以说他们的认知完全是依靠右脑；

3~6岁： 这个时期的孩子，大脑开始从右脑向左脑逐渐转变；

6~12岁： 这个时期，孩子的主要认知开始依靠左脑，是熟练应用左脑的过程；

12岁以上： 这时的孩子基本上脑部已经发育成熟了，大部分人的右脑逐渐消退下来，开始用左脑的方式来思考。

怎样培养孩子的"全能大脑"

左脑与右脑的教育，最大的区别就是：左脑是传授知识的教育，右脑是开启天生潜能的教育；人类的科学是以左脑为主来发展的，但是人类生活的幸福感、自尊、自足和社交都是靠右脑来完成的。

面对不同脑型的孩子，父母对孩子关注的焦点以及教育孩子的方法都应该有所不同。比如，需要了解孩子属于左脑型还是右脑型，具备什么脑型的人格特质和优缺点，这样就能理解孩子为什么在有些方面表现不佳或者学起来比较吃力？才能找出发挥长处、增补短处的解决之道。

由于接受过统一、规范的学校教育，现在的孩子普遍存在着左脑使用过度、右脑使用不足的现象，只有适当降低左脑的兴奋程度，开发右脑的创造力，让左右脑"强强联手"，才能培养孩子的"全能大脑"，成为拥有观察力、综合力、想象力、创造力的全脑人。

那么如何开发孩子的右脑呢？由于右脑擅长图像和音乐等记忆，所以最简单的方式就是通过绘画、音乐来开启孩子形象思维的训练。

比起抽象的符号，具体的形象更容易让孩子理解和学习。比如，我们给孩子讲枯燥的数学题的时候，不妨动手画一画，通过图形让题目更直观和生动，孩子也会记得又快又牢。让孩子练习画画、涂鸦，或者在日常生活中养成用图形记事的习惯，是一种绘画感觉的训练，也可以多方面刺激右脑的开化。

用音乐作为"右脑革命"的方式，已经被国内外许多专家所认可。我们知道，人类艺术创造的主要来源在于右脑，音乐也直接作用于右脑，当我们在欣赏和学习音乐的时候，音乐的波长和频率会刺激大脑，促进脑细胞的运动；音乐的节奏和音调也能给孩子带来愉悦的体验。科学研究还证明，音乐可以加速"脑内吗啡肽"的分泌，从而提高右脑使用的频率，实现左右脑之间的相互协作和沟通。

生命在于运动。可是，千万不要说爱运动的人"四肢发达、头脑简单"，相反，运动会让我们的大脑越变越聪明。从进化的角度来说，正是运动才使得人类的大脑变得强大。与静止的状态相比，运动能加快脑细胞的反应速度，促进脑细胞的新生和细胞间的联络，不但有助于左右脑的开发，更能提高孩子的智力。

但是发育中的孩子要避免过多、过量的剧烈运动，以免增加肌肉的需氧量，减少大脑血流，使大脑处于缺氧的状态。而科学的儿童瑜伽运动，不仅是很好的健身方式，而且是最佳的"健脑"方式之一。因为在练习瑜伽的时候，大脑中会产生一种脑源性的神经营养因子，这种因子可以促进孩子大脑的发育，使大脑更加灵活和聪明。

孩子的成长和发展，离不开大脑与身体的协调，也就是我们常说的感觉统合。通过儿童瑜伽，我们可以对孩子进行本体觉的训练，比如，借助一些体式动作，锻炼孩子身体各部位的协调能力，提高动作的精细度，实现大脑与运动神经系统的之间的合作。

附：什么是感觉统合？什么是本体觉？感觉统合有多重要

感觉统合简称感统，包括视觉、听觉、嗅觉、味觉、触觉、本体觉、前庭觉、内脏觉等感觉系统，是大脑和身体相互协调的学习过程。

本体觉就是大脑对于整个身体的控制能力，它是全身肌肉、关节等运动器官在不同状态下产生的感觉。它主要告诉我们位置、力量、方向和身体各部位的动作。

感觉统合是每个孩子生下来就拥有的能力，可以说人类从婴幼儿时代到老年的整个生命过程中，几乎每时每刻都在进行着感觉统合的过程。当感觉统合运作良好时，孩子在学习和运动时，大脑和身体各部位能高度的协调，表现出很强的适应能力和沟通能力，没有发展迟缓的情况；当感觉统合运作不良时，孩子的大脑和神经系统活动就会协调不佳，出现感统失调的现象，使孩子的认知、行为、学习、情绪等方面的发展出现异常。严重的还需要配合药物和康复训练才能纠正。

瑜伽中还有很多练习可以帮助孩子整合左右脑的发育。比如，侧体交错的动作，也就是其中一边的肢体跨过身体中线的动作，非常锻炼左右脑的控制和指挥能力。我们都知道大脑是神经指挥中枢，左右脑分别控制着对侧的身体，那么跨越中线的练习可以帮助左右脑建立通路，迫使左脑和右脑的共同合作。如果想要加强孩子右脑的训练，可以多增加一些左侧肢体的动作，刺激右脑的运动。

附：什么叫跨越中线

中线就是从头到脚将身体分成左右对称两部分的中轴线。

跨越中线是指身体的某个部分（比如手，足等）可以自主的跨过这个中轴线到身体的对侧完成各种动作的能力。在跨越中线的能力还没有发展之前，孩子只会完成身体同侧的动作，比如，当我们从他的左边递给他一个苹果他只会用左手接，从右边递给他东西他只会用右手接，不会左右配合。

跨越中线的能力如果发育不良的话，会影响到孩子的生活自理和阅读学习的能力，比如一些需要双手配合的动作就会完成不好。

我们的左右脑有着不同的信息回路，如果能经常把左脑的意识切换到右脑，就能更好地利用右脑的潜在能力。这里我可以告诉孩子们一个简单的公式，能够快速进入右脑的意识状态，那就是：冥想——呼吸——想象。首先，闭上眼睛，平静心情，让身体彻底放松下来，并且心无杂念。冥想的过程中，还要自然地调整自己的呼吸频率，将身体与意识合为一体。然后，进行深度的呼吸，使积极、正面的能量从头部进入身体，将负面的能量都随着气息排出了体外。最后，再开启右脑的图像记忆能力，进行想象的练习，比如一些快乐场景的想象。这种对右脑意识的练习，可以培养右脑的思维习惯，对孩子的学习能力也会有极大地提高。

著名的物理学家李政道曾经说过："科学和艺术是一个硬币的两面"。那么，我想说的是，科学脑和艺术脑也应该是一个人的两面，孩子的早期教育离不开左右脑的平衡，偏废任何一半的脑力都是不可取的。

对父母来说，右脑教育的最大挑战，就是你们有多用心去爱孩子，因为右脑是与感觉连接的，右脑教育是一种感知和心灵的教育。让我们给予孩子更多的接纳、认同和鼓励，还孩子们天才的潜力，还他们去飞的翅膀。

★乌兰老师秘籍★

加强脑力的练习：呼吸法、大脑的瑜伽练习

相关练习：HSP脑呼吸训练法、大脑的瑜伽练习等。

解析：大脑和身体各部位的肌肉一样，都需要经过锻炼才能得以充分使用。HSP脑呼吸训练法不仅可以让大脑表现出超越正常五感（视觉、听觉、味觉、嗅觉、触觉）之外的高等感知能力，更能使左右脑获得均衡的发育与锻炼。大脑的瑜伽练习是利用人体的能量中心来吸收、消化和分配能量到身体的不同部位，当能量上升到心轮时，会带给内心平静、祥和的感受；当能量进一步上升到喉轮内及以上部位时，就能提高我们的智力和创造力。

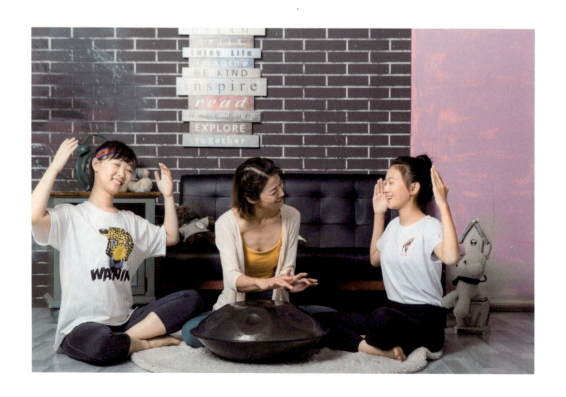

练习一：HSP 脑呼吸训练法

【唤醒觉知，让我们的头脑开始呼吸，从清醒到净化，从充满能量的呼吸到发挥创造的力量，我们终于成为自己的主人……】

益处

通过想象来刺激视觉、听觉、嗅觉、味觉、触觉这五种感觉，从而使大脑的觉知力苏醒，平衡左右脑的功能。

方法

1. 视觉想象

闭上眼睛，想象眼前有一种水果（比如苹果或香蕉），想象这种水果的形状、颜色。

2. 听觉想象

闭上眼睛，想象自己正在欣赏一段美妙的音乐。

3. 嗅觉想象

闭上眼睛，想象自己正在一家面包房，闻到一股香甜诱人的食物气味。

4. 味觉想象

闭上眼睛，想象自己正在品尝一种水果（比如橘子或西瓜）酸或者甜的味道。

5. 触觉想象

闭上眼睛，想象一下正在抚摸一只毛绒玩具的长毛，柔软或者粗糙的触感。

练习二：大脑的瑜伽练习

【改变自我，从改变大脑开始，每天 3 分钟，让我们的大脑飞起来……】

益处

这项练习可以帮助陷在低能量中心的能量上升进入身体的其他主要能量中心，大脑、眼睛、额头、嘴巴、太阳穴等指压能量点都聚集在耳朵周围，通过激活耳垂上的穴位能刺激进入大脑的神经通路。

步骤

1. 面朝东方，身体放松、背部伸直，手臂交叉，双手各执一只耳朵的耳垂；
2. 左手拇指和食指按住右耳垂，右手拇指和食指按住左耳垂，拇指在耳垂前面，食指在耳垂后面；
3. 交叉按住耳垂的同时，将舌头顶住上颚；
4. 透过鼻子慢慢吸气的同时，双腿屈膝蹲下；
5. 嘴巴呼气并慢慢让身体回到站立姿势；
6. 重复几组以上动作。

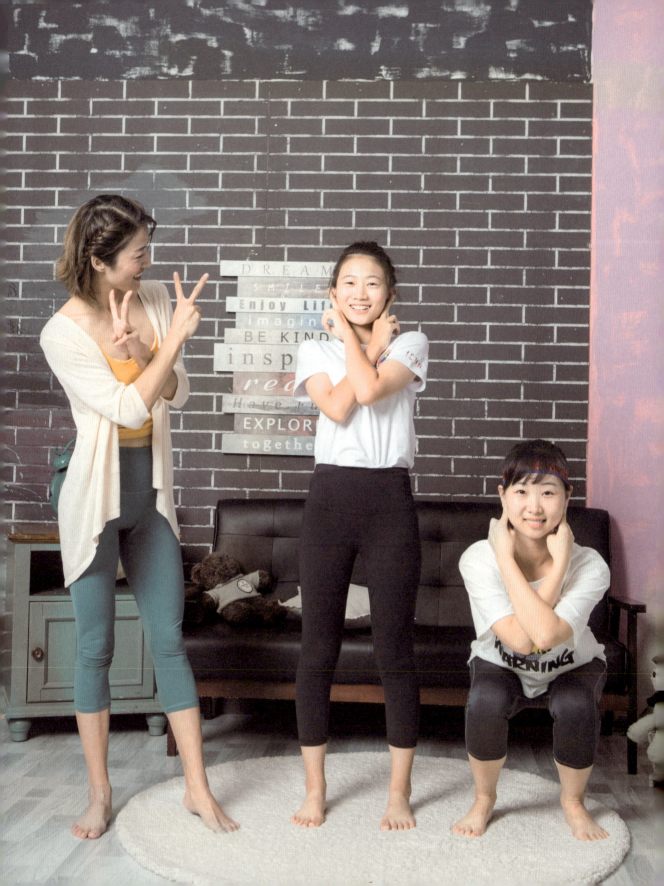

心灵能量，成就孩子幸福的能力

孩子的世界，我们是无法真正懂得的。从婴儿到成长的跨越，不是单向地增长，而是从青虫到蝴蝶的质变，我们不能要求青虫和我们一样去飞翔，只能收起翅膀和青虫一起慢慢地爬，尽力跨过和孩子间的年龄界限，去感受和体察他们的内心。

人类的心灵是有能量的生命场，这种能量在心理学上称为心理资源，我喜欢叫它"心能量"。我们在做各种有意识的心理活动或外在行为时，都需要依赖自己的心能量。这种能量有正有负，我们能吸收到什么样的能量，就取决于自己的内心，有什么样的内心，就会感召到什么样的能量。

我在做任何课程当中的时候，会送给大家一个硬币理论，这个理论我会经常用于个人的学习和修行上。什么是硬币理论呢？可以设想一下这样一个场面：我会让大家站成左右两排，中间放一枚硬币，一排人朝向硬币的正面，一排人面对硬币的反面，接着我会告诉他们，硬币的正面是我们会经历的好事情，而反面则是不好的事情。那么凡是看到正面的人，就会非常地轻松和愉快，而看到硬币反面的人，心里就会非常地不舒服。

怎么做才能让所有的人都舒服呢？其实很简单，看到反面的人，只要动动自己的脚趾头，绕到硬币的另一面，就会看到整个世界的另一面，状态自然就好了。这个理论有什么含义呢？就是我们经历的所有事情都会有两面性，要学会从正面的角度去看待问题，用正能量去化解负面的能量。

无论是经历我们自己的人生，还是去观察孩子，都可以尝试用硬币的理论去体验和面对。比如，很多父母总是习惯站在对立面去观察孩子，所以看到的全是孩子身上的毛病和问题，如果能换一个视角，就会发现孩子身上不同于人的优点和长处。要相信他们尚未开发的心灵潜能，就像在橡树种子里见到未来的橡树。

如何提高心能量、释放我们的正能量呢？这就需要通过家庭教育和社会教育去解放心灵、发展潜能，去提高幸福的指数。而教育的最终目的，就是要让孩子在今后的人生中感到幸福，让他们拥有幸福的能力。

什么是幸福呢？很多人错误地认为，幸福就是拥有和得到。那么我想问一问，如果成功和幸福只能选择一个，你会选择哪一个？你更看重外在的拥有还是内心的满足？更追求生活的富裕还是生命的充盈？是地位和名声，还是投入和成就？相信大部分人的答案都是后者而非前者。

成功却不幸福，富有却不快乐，绝非人类追求和向往的目标。IQ或许是获得事业成功的必要条件，却未必是通往深层幸福的康庄大道。唯有EQ与IQ并重，才能造就真正卓越的心灵，这也是将近十几年心理学界提出"正向心理学"的方向。

所以，真正的幸福其实是一种心态，更是一种能力，是我们感受、创造和分享幸福的能力。我们可以培养孩子的幸福感以及觉察和控制心念的能力，并且将幸福的罗盘交给孩子的手里，让他们离开家园时可以带着它在世界各地航行。当孩子拥有了这种能力，不管未来成功与否，都能感受到幸福。

过去我们培养孩子学钢琴、学画画、学舞蹈是潮流和责任，是为了不让孩子输在起跑线上；而在当下，让孩子从小练习瑜伽，多与大自然接触、与瑜伽的自然精神接轨，运用瑜伽的方法、精神和理念提升自己、挖掘潜能，不仅不会输在起跑线，而且能够赢在更高的起点，让孩子比其他的孩子更优秀，并且比天生具备的基因更加的强大。

与此同时，我也希望我们的父母，能够身体力行，和孩子们一起运动起来！只有父母先具备充足的力量、觉察的意识，才能带孩子跨出人生的第一步。

当我看到孩子们回归自然的天性并且越来越强大的状态,我的内心是充满喜悦的。当我看到小小的生命健康地成长、并且完美地绽放时,我的内心是无比欣慰的。我相信,这些凭借瑜伽唤醒的心灵的能量,会伴随着孩子的一生,带给他们快乐与力量,并且成为他们追求幸福的能力!

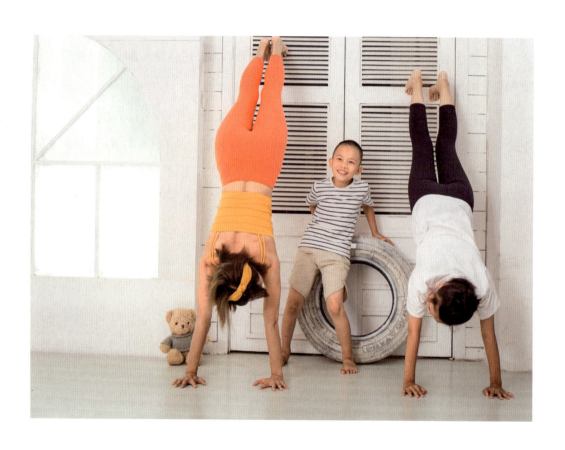

后记
儿童瑜伽的展望

早在20世纪60年代，印度的"现代瑜伽之父"艾杨格大师就以他的慈爱之心关注着当地孩子们的教育，他认为"所有的学生必须接受瑜伽训练，这样他们才能理解自己的身体、头脑以及其运作方式。"并且不计回报的建办慈善学校，给孩子们提供完备的教育，在幼儿、小学、中学以及大学里专门建了瑜伽大厅，把瑜伽和教育结合在了一起。

正如艾杨格大师所期望的，在一些幼儿教育发达的国家，儿童瑜伽已经成为很多学校的必修课程，用来打造孩子身体和心理的健康、培养运动的兴趣以及磨炼品质和意志。

近几年，随着儿童瑜伽在中国的发展，有关儿童瑜伽的运动理念和优势，也逐渐被更多的专业人士和家长们认可，并且开始形成体系。作为儿童瑜伽的传授者，我很欣慰，这说明我们的儿童教育体系正在逐步地完善，我们对孩子身心健康的认知也在同步地提高。

我认为，中国儿童瑜伽的发展，离不开传统文化和儿童成长的特点，作为一套完整的身心教育系统，它会使我们的孩子从小奠定良好的生命基础，懂得自律学习和生活，感恩生命与父母的爱。

我期望，在儿童瑜伽的引领下，给到孩子们更轻松、愉悦地锻炼和学习的机会。就像回到大自然里，孩子们可以光着脚丫踩踏在大地上，自由地呼吸、打开身体、敞开心扉，勇敢去探索，去寻找内心自信、坚定的力量。

我相信，艾杨格大师曾经说过的"瑜伽将会在中国生根发芽"的预言一定会成真。在中国的未来，儿童瑜伽的科学和理念也会作为一种健康体系和行为教育走进校园，它必将成为开启中国儿童教育新领域的一扇大门。

乌兰

传祺儿童瑜伽学院创始人

2019 年 6 月

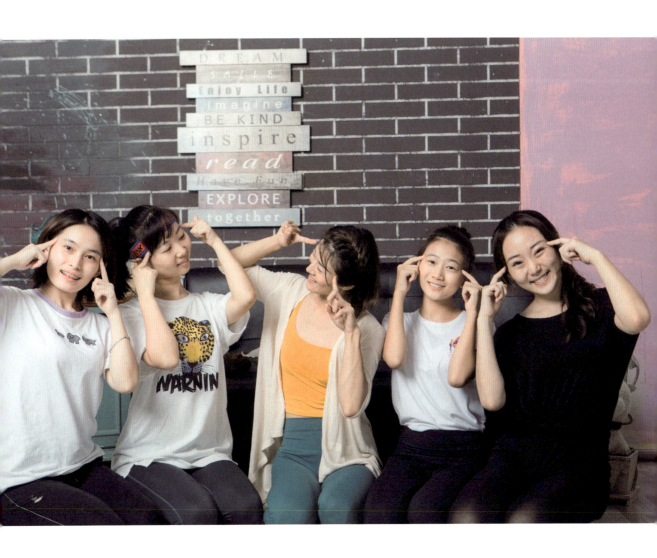

未经许可，不得以任何方式复制或抄袭本书之部分或全部内容。
版权所有，侵权必究。

图书在版编目（CIP）数据

儿童瑜伽，孩子带得走的幸福力 / 乌兰著. — 北京：电子工业出版社，2019.8
ISBN 978-7-121-37223-0

Ⅰ.①儿… Ⅱ.①乌… Ⅲ.①瑜伽—儿童读物 Ⅳ.①R793.51-49

中国版本图书馆CIP数据核字(2019)第175798号

策划编辑：栗　莉
责任编辑：张瑞喜
印　　刷：中国电影出版社印刷厂
装　　订：中国电影出版社印刷厂
出版发行：电子工业出版社
　　　　　北京市海淀区万寿路173信箱　　邮编：100036
开　　本：787×1092　1/16　印张：12.75　字数：228千字
版　　次：2019年8月第1版
印　　次：2022年6月第2次印刷
定　　价：68.00元

凡所购买电子工业出版社图书有缺损问题，请向购买书店调换。若书店售缺，请与本社发行部联系，联系及邮购电话：（010）88254888，88258888。
质量投诉请发邮件至zlts@phei.com.cn，盗版侵权举报请发邮件至dbqq@phei.com.cn。
本书咨询联系方式：lily34@phei.com.cn，（010）68250970。